BEI GRIN MACHT SICH
WISSEN BEZAHLT

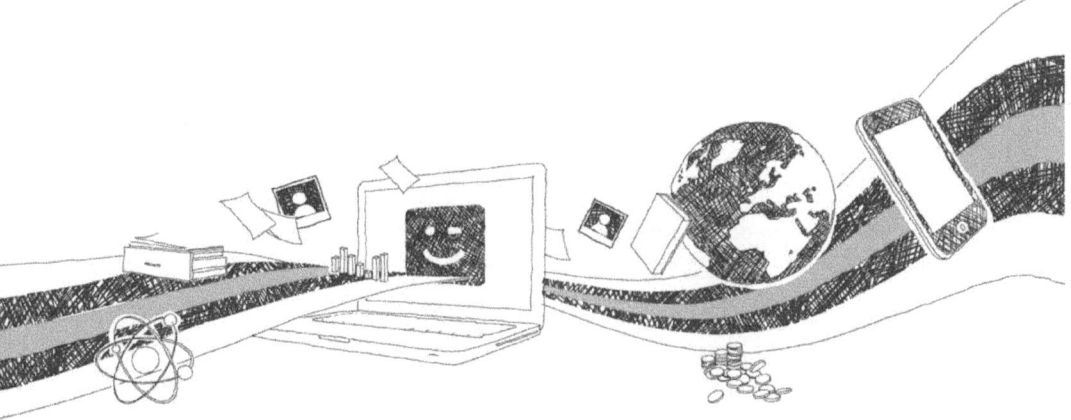

- Wir veröffentlichen Ihre Hausarbeit, Bachelor- und Masterarbeit

- Ihr eigenes eBook und Buch - weltweit in allen wichtigen Shops

- Verdienen Sie an jedem Verkauf

Jetzt bei www.GRIN.com hochladen und kostenlos publizieren

Bibliografische Information der Deutschen Nationalbibliothek:

Die Deutsche Bibliothek verzeichnet diese Publikation in der Deutschen Nationalbibliografie; detaillierte bibliografische Daten sind im Internet über http://dnb.d-nb.de/ abrufbar.

Dieses Werk sowie alle darin enthaltenen einzelnen Beiträge und Abbildungen sind urheberrechtlich geschützt. Jede Verwertung, die nicht ausdrücklich vom Urheberrechtsschutz zugelassen ist, bedarf der vorherigen Zustimmung des Verlages. Das gilt insbesondere für Vervielfältigungen, Bearbeitungen, Übersetzungen, Mikroverfilmungen, Auswertungen durch Datenbanken und für die Einspeicherung und Verarbeitung in elektronische Systeme. Alle Rechte, auch die des auszugsweisen Nachdrucks, der fotomechanischen Wiedergabe (einschließlich Mikrokopie) sowie der Auswertung durch Datenbanken oder ähnliche Einrichtungen, vorbehalten.

Impressum:

Copyright © 2018 GRIN Verlag
Druck und Bindung: Books on Demand GmbH, Norderstedt Germany
ISBN: 9783668885042

Dieses Buch bei GRIN:

https://www.grin.com/document/455787

David Rohkohl

Sitzen ist das neue Rauchen! Die Auswirkungen vom Sitzen im arbeitsbedingtem Kontext auf die Gesundheit

GRIN Verlag

GRIN - Your knowledge has value

Der GRIN Verlag publiziert seit 1998 wissenschaftliche Arbeiten von Studenten, Hochschullehrern und anderen Akademikern als eBook und gedrucktes Buch. Die Verlagswebsite www.grin.com ist die ideale Plattform zur Veröffentlichung von Hausarbeiten, Abschlussarbeiten, wissenschaftlichen Aufsätzen, Dissertationen und Fachbüchern.

Besuchen Sie uns im Internet:

http://www.grin.com/

http://www.facebook.com/grincom

http://www.twitter.com/grin_com

Sport und angewandte Trainingswissenschaft

Sitzen ist das neue Rauchen! Die Auswirkungen vom Sitzen im arbeitsbedingtem Kontext auf die Gesundheit

Bachelorarbeit

vorgelegt von

David Rohkohl

Eingereicht am: 22.10.2018

Inhaltsverzeichnis

Inhaltsverzeichnis 2

Abkürzungsverzeichnis 4

Tabellenverzeichnis 5

Abbildungsverzeichnis 6

Abstract 7

1 Einleitung 8

2 Theoretischer Hintergrund 10

    2.1 Gesundheit und Krankheit 10

    2.2 Bewegungsmangel 12

        2.2.1 Sitzende Tätigkeit 12

        2.2.2 Metabolisches Äquivalent 13

    2.3 Biomechanische Wirkmechanismen während des Sitzens 14

3 Gegenwärtiger Forschungsstand 17

    3.1 Pathophysiologische Auswirkungen des Sitzens auf den Körper 17

    3.2 Erkenntnisse zu Herz-Kreislauf-Erkrankungen 19

    3.3 Erkenntnisse zu Muskel-Skelett-Erkrankungen 20

4 Methode 22

    4.1 Fragestellung 22

    4.2 Einschlusskriterien 22

    4.3 Literaturrecherche 23

    4.4 Ergebnis 25

5 Ergebnis 26

5.1 Ergebnisse Herz-Kreislauf-Erkrankungen 26

    5.1.1 van Uffelen et al. 2010 26

    5.1.2 Dunstan, Thorp & Healy 2011 29

    5.1.3 Biswas et al. 2015 30

    5.1.4 Zusammenfassung bezüglich Herz-Kreislauf-Erkrankungen 31

5.2 Ergebnisse Muskel-Skelett-Erkrankungen 33

    5.2.1 Chen et al. 2009 33

    5.2.2 Roffey et al. 2010 34

    5.2.3 Janwantanakul, Sitthipomvorakul & Paksaichol 2012 35

    5.2.4 Zusammenfassung bezüglich Muskel-Skelett-Erkrankungen 36

5.3 Schlussfolgerung 37

6 Diskussion 38

7 Fazit/Ausblick 41

8 Literaturverzeichnis 43

Abkürzungsverzeichnis

BKK	Betriebskrankenkassen
BMG	Bundesministerium für Gesundheit
WHO	World Health Organization
DGE	Deutsche Gesellschaft für Ernährung e.V.
PAL	Physical Activity Level
MET	metabolic equivalent of task / Metabolisches Äquivalent
MPa	Megapascal
NLM	National Library of Medicine
KHK	Koronare Herzerkrankungen
BMI	Body Mass Index
DM	Diabetes mellitus
LBP	Low Back Pain
DGUV	Deutsche Gesetzliche Unfallversicherung

Tabellenverzeichnis

Tabelle 1. PAL-Werte 13

Tabelle 2. MET-Werte bei verschiedenen körperlichen Aktivitäten 14

Tabelle 3. Das PICO Format 23

Tabelle 4. Suchsyntax PubMed - 1. Selektion 24

Tabelle 5. Suchsyntax PubMed - 2. Selektion 25

Abbildungsverzeichnis

Abbildung 1. Vereinfachte Darstellung des Salutogenese-Modells nach ANTONOVSKY 11

Abbildung 2. Osmotisches System..15

Abbildung 3. Sitzhaltungen 15

Abbildung 4. Sitzen und seine Folgen...18

Abbildung 5. Der runde Rücken 18

Abstract

Sitzen ist das neue Rauchen. Ist das Sitzen wirklich so schädlich?

Hinsichtlich der Thematik „Rauchen" sind sich Wissenschaft und Gesellschaft mittlerweile einig, der Tabakkonsum ist gesundheitsschädlich. Ob dieser Konsens auch auf das Sitzen zutreffen kann soll durch eine Literaturrecherche festgestellt werden.

Das Ziel dieser Literaturanalyse ist demnach zu bestimmen, welche Konsequenz das Sitzen auf den menschlichen Organismus aufweist. Im Zuge der Digitalisierung verbringen immer mehr Menschen ihren beruflichen Alltag im Sitzen. Aufgrund dessen wurde folgende Forschungsfrage aufgestellt: Welche Auswirkungen hat das Sitzen im arbeitsbedingtem Kontext auf die Gesundheit?

Um jene Forschungsfrage beantworten zu können, wurden mit Hilfe festgelegter Einschlusskriterien wissenschaftliche Artikel aus den Datenbanken PubMed, CINAHL oder Medline ausgewählt und ausgewertet. Für die Recherche wurden sechs geeignete wissenschaftliche Artikel bzw. Reviews und Meta-Analysen gefunden. Die Artikel befassten sich damit, ob Sitzen im beruflichen Kontext für Herz-Kreislauf-Erkrankungen und Muskel-Skelett-Erkrankungen verantwortlich sein kann. Die Ergebnisse aus diesen Studien konnten deutlich signifikante Zusammenhänge zwischen dem Sitzen und den Auswirkungen auf das Herz-Kreislauf-System feststellen. Insbesondere für die Erkrankung Diabetes mellitus (vgl. Hu et al., 2003a; Sargeant et al., 2003; Hu et al., 2003b) und für die Mortalität (vgl. Stamatakis et al., 2011) konnten eindeutige Erkenntnisse geliefert werden. Bezüglich der Ergebnisse zum Muskel-Skelett-System konnten keine signifikanten Zusammenhänge herausgestellt werden. Es konnten jedoch tendenzielle Zusammenhänge von längerem Sitzen hinsichtlich der Arbeit, der Freizeit und von Rückenschmerzen aufgezeigt werden (vgl. Nourbakhsh et al., 2001).

Betrachtet man das Sitzen im Gesamtkontext, lässt sich die Aussage „Sitzen ist das neue Rauchen" bestätigen. Die gewonnenen Erkenntnisse aus den ausgewählten Studien weisen jedoch hinsichtlich des beruflichen Kontexts Lücken auf. Aus diesem Grund ist es schwierig, eindeutige Aussagen für die vorliegende Forschungsfrage zu treffen. Auf dieser Grundlage ist es empfehlenswert, das Sitzen am Arbeitsplatz zukünftig detaillierter einzugrenzen und zu untersuchen.

1 Einleitung

Sitzen ist das neue Rauchen. Dass Rauchen gesundheitsschädlich ist, ist allseits seit Jahren bekannt. Erschreckende Bilder auf Tabakwaren sollen den Käufer und Raucher ständig daran erinnern. Ein Zusammenhang zwischen dem Tabakkonsum und dessen Gesundheitsschädigung konnte in den letzten Jahrzehnten unweigerlich bestätigt werden. Christoph B. Kröger und Bettina Lohmann (2007) gehen in ihrem Buch „Tabakkonsum und Tabakabhängigkeit" sogar noch weiter und schreiben: „Rauchen ist wohl die in der Geschichte der medizinischen Forschung am intensivsten untersuchte Ursache körperlicher Erkrankungen und es gibt kaum ein physisches Leiden, das nicht durch Zigarettenrauchen ausgelöst oder verschlimmert werden kann" (Kröger & Lohmann, 2007, S. 1).

Ob das Sitzen jedoch genauso schädlich für die Gesundheit sein kann wie das Rauchen, ist immer wieder Thema in der aktuellen Gesundheitsforschung. Diese These gilt es weiterhin zu belegen. In der Literatur sowie in der Wissenschaft lassen sich noch keine eindeutigen Belege für die Behauptung „Sitzen ist das neue Rauchen" finden. Einige wissenschaftliche Beiträge lassen bereits jetzt Zusammenhänge zur Bekräftigung dieser Fragestellung erkennen. Ob diese Aussage auf das Sitzen und den daraus resultierenden Bewegungsmangel zutreffen kann, soll in der vorliegenden Literaturarbeit recherchiert werden.

Sitzen. Arbeiten. Gesundheit. Krankheit. In welcher Beziehung stehen diese Begriffe zueinander? Gibt es kausale Zusammenhänge? Inzwischen verdichten sich die Erkenntnisse, dass kausale Zusammenhänge zwischen dem Sitzen bzw. den sitzenden Tätigkeiten, dem Arbeitsplatz, der Gesundheit und Krankheitsbildern existieren.

Unsere Gesellschaft sieht sich einem wachsenden Leistungsdruck ausgesetzt, welcher insbesondere den Arbeitsplatz betrifft. Anforderungen im arbeitsbedingten Kontext wirken sich physisch wie psychisch auf Arbeitnehmer aus. Dieser Trend hat Auswirkungen auf die Gesundheit und lässt sich deutlich in den Jahresberichten der Krankenkassen beobachten. In einem 2017 veröffentlichten Bericht des BKK Dachverbands geht man einem aktuellen Problem auf den Grund, der Digitalisierung. Der zunehmenden Digitalisierung ist es zuzuschreiben, dass die Anzahl der sitzenden Berufe steigt (Knieps & Pfaff, 2017). Prof. Dr. Ingo Froböse und Dr. Birgit Wallmann-Sperlich haben in einer von der DKV angelegten Studie aus dem Jahre 2016 herausgefunden, dass „Schreibtischarbeiter" wochentags 11 Stunden sitzen (vgl. Froböse & Wallmann-Sperlich, 2016). Die vermeintlich daraus resultierenden Krankheitsbilder wie Bluthochdruck, Diabetes mellitus, koronare Herzerkrankungen sowie „Rückenleiden" sind mittlerweile keine Seltenheit mehr, sondern scheinen erschreckender Alltag. Sich darauf beziehend konnte in den letzten Jahren eine steigende Entwicklung von krankheitsbedingten Ausfällen beobachtet werden.

Anhand der Gesundheitsberichte der DAK-Gesundheit lassen sich negative Auswirkungen des Sitzens auf die Gesundheit in Bezug auf Muskel-Skelett-Erkrankungen herausstellen. Die DAK-Gesundheit gehört zu den größten gesetzlichen Krankenversicherungen in Deutschland, die, aufgrund ihrer historischen Entwicklung, unter anderem Arbeitnehmer in Berufen mit einer sitzenden Beschäftigung (z.B. Büroberufen und Verwaltung) versichert (Marschall et al. 2018). Eine Erhöhung der Falldauer von Krankheitstagen bei Muskel-Skelett-Erkrankung zwischen den Jahren 2009 und 2017 unterstützt die zuvor erwähnte Entwicklung. Im Jahre 2009 wurden noch 259 Tage pro 100 Versichertenjahre gemeldet. Wobei es aktuell 326,9 Tage pro 100 Versichertenjahre sind. Dies stellt einen Anstieg von 67,9 Tagen pro 100 Versichertenjahre dar (DAK-Gesundheit, 2010; Marschall et al., 2017). Zur Validität dieser Daten ist zu berichten, dass sich die vorgelegten Zahlen und deren daraus resultierenden Entwicklungen mit den bundesweiten Datenlagen der gesetzlichen Krankenversicherungen decken (Statista, 2018).

Gemäß den Gesundheitsreporten der gesetzlichen Krankenkassen verursachen neben den Muskel-Skelett-Erkrankungen grundsätzlich auch Herz-Kreislauf-Erkrankungen lange Ausfallzeiten. Dem Bericht des BKK Dachverbandes zu Langzeiterkrankungen aus 2015 ist zu entnehmen, dass laut der Weltgesundheitsorganisation 42% aller Todesfälle weltweit von nicht übertragbaren chronischen Erkrankungen, wie zum Beispiel Herz-Kreislauf-Erkrankungen, Diabetes und Krebs verursacht werden. Laut des Berichts werden diese Erkrankungen häufig durch wenig gesundheitsförderliche Verhältnisse und durch ungesundes Verhalten, wie Rauchen und Bewegungsmangel verursacht (Knieps & Pfaff, 2015).

Das Problem besteht darin, eindeutige Beweise für einen Zusammenhang zwischen dem Sitzen und der erwähnten Entwicklung zu finden. Der Betrachtung der Auswirkungen vom Sitzen im arbeitsbedingten Kontext, sowohl auf das Muskel-Skelett-System als auch auf das Herz-Kreislauf-System, soll daher im Rahmen der vorliegenden Literaturarbeit eine hohe Bedeutung beigemessen werden.

Kernaspekt dieser Arbeit ist es dementsprechend, im weiteren Verlauf herauszustellen, inwieweit aktuelle Studien und wissenschaftliche Erkenntnisse den aktuellen Forschungsstand zu den Auswirkungen des Sitzens auf das Muskel-Skelett-System sowie das Herz-Kreislauf-System widerspiegeln und damit die These „Sitzen ist das neue Rauchen" zu bekräftigen.

2 Theoretischer Hintergrund

Gesundheit, Krankheit, Bewegungsmangel, sitzende Tätigkeit und biomechanische Wirkmechanismen, Begriffe die nachfolgend näher beschrieben werden, um Zusammenhänge für die dieser Arbeit zugrundeliegende Forschungsfrage entsprechend zu verdeutlichen.

2.1 Gesundheit und Krankheit

Gesundheit ist ein Begriff, welcher kontrovers diskutiert wird und wofür es keine einheitlich geltende Definition gibt. Unterschiedliche Erklärungen, Beschreibungen oder Definitionen zu diesem Begriff existieren. Die WHO erklärt den Gesundheitsbegriff als einen Zustand des vollständigen körperlichen, geistigen und sozialen Wohlbefindens, welcher nicht nur das Fehlen von Krankheiten aufweist (vgl. Blättner, 2018). Diese Beschreibung stößt in der Wissenschaft auf Kritik. Federführend hierbei ist der anerkannte Sozial- und Gesundheitswissenschaftler Klaus Hurrelmann. Die Erklärung des Gesundheitsbegriffes der Weltgesundheitsorganisation wird von Hurrelmann (2000, zitiert nach Blättner, 2018) als utopisch charakterisiert, da ein vollständiger Zustand des Wohlbefindens nicht dauerhaft realisierbar ist. Er versteht den Begriff der Gesundheit als ein Gleichgewichtsstadium von Risiko- und Schutzfaktoren, welches jederzeit in Frage gestellt werden muss (vgl. Hurrelmann, 1999).

In der Gesundheitswissenschaft wird das Salutogenese-Modell von Aaron Antonovsky zur allgemein anerkannten Beschreibung des Gesundheitsbegriffs genutzt. Die Salutogenese versteht sich als Prozess, welcher die Ausrichtung von attraktiven, motivierenden Gesundheitszielen sowie das Erschließen von Ressourcen zur Orientierung nutzt. Antonovsky schafft somit ein ganzheitliches Bild mehrdimensionaler Gesundheit (vgl. Petzold, 2011). Um ein besseres Verständnis für das Salutogenese-Modell zu bekommen ist die nachfolgende Abbildung 1 abgebildet.

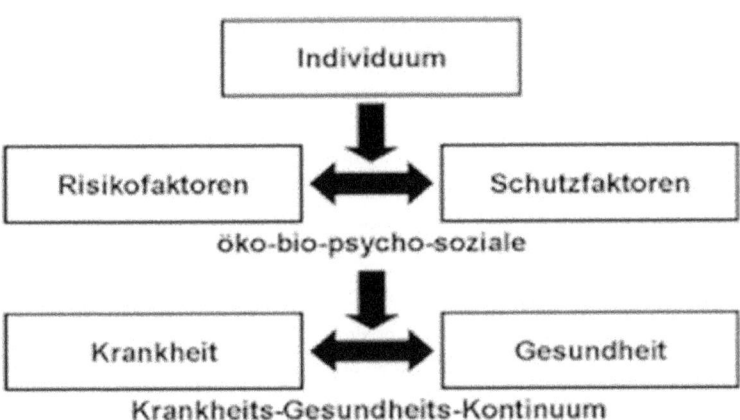

Abbildung 1. Vereinfachte Darstellung des Salutogenese-Modells nach ANTONOVSKY (BSA Akademie, 2018, S.14)

Der Kernpunkt von Antonovsky ist, dass er jedes Individuum als gesund und gleichzeitig auch als krank betrachtet. Zu welcher Richtung ein Individuum tendiert hängt von den biologischen, psychosozialen oder gesellschaftlichen Risiken ab. Antonovsky beschreibt des Weiteren, dass jene Risiken sich entweder zu Schutzfaktoren oder Risikofaktoren entwickeln können. Personale sowie soziale Schutzfaktoren können die Wirkung der Risiken minimieren und haben somit einen direkten Einfluss auf die Gesundheit. Um die Gesundheit zu fördern sollten die Risikofaktoren und die Schutzfaktoren ausbalanciert sein. Aus diesem Grund sind die Ziele einer Gesundheitsförderung die Reduzierung von Risiken bei gleichzeitiger Steigerung der Ressourcen (BSA Akademie, 2018).

Krankheit wird in der Wissenschaft nicht so kontrovers diskutiert wie der Gesundheitsbegriff und die Gesundheitsförderung. Wie zu Anfang erwähnt wird Gesundheit als vollständiger Zustand des körperlichen, seelischen und sozialen Wohlbefindens seitens der WHO beschrieben. „Krankheit ist dementsprechend jeder Zustand, der nicht diesem Gesundheitsbegriff entspricht" (Schoppmeyer, 2011, S. 1). Diese Definition bzw. Beschreibung von Krankheit ist ein logischer Ansatz, welcher jedoch keine wissenschaftlichen Belege mitliefert. Der biologische Ansatz hierzu ist klarer. Erkrankungen sind Reaktionen des Organismus auf eine Schädigung (vgl. Schoppmeyer, 2011).

Subjektive Empfindungen spielen demnach für die Einordung von Gesundheit und Krankheit bei jedem Individuum eine entscheidende Rolle. Ob sich ein Mensch als gesund oder krank bezeichnet kann bei individuellen auf das subjektive Befinden bezogenen Befragungen demnach nicht zwingend vereinheitlicht werden.

2.2 Bewegungsmangel

Gesundheit wird assoziiert mit Begriffen wie Balance, Gleichgewicht oder Ausgleich. Immer häufiger kommt es zu einer Dysbalance dieser Begriffe. Inaktivität ist ein Verursacher dieses Ungleichgewichts und führt unweigerlich zu Erkrankungen. Bewegungsmangel ist ein unterentwickelter Zustand an körperlicher Bewegung bzw. körperlicher Aktivität und wird als ein zentrales Gesundheitsproblem beschrieben. Da Bewegung ein unabdingbares Lebensprinzip ist, führt Bewegungsmangel zwangsläufig zu chronischen Erkrankungen, insbesondere im Hinblick auf Herz-Kreislauf-Erkrankungen sowie Muskel-Skelett-Erkrankungen (vgl. Lagerstrom, 2002a). Die WHO empfiehlt folgendes Mindestmaß an Bewegung, um einem Bewegungsmangel vorzubeugen und die Gesundheit zu erhalten:

> Die Mindest-Empfehlungen der WHO für Erwachsene sehen 150 Minuten körperliche Aktivität mit moderater bis intensiver Ausprägung pro Woche vor (z. B. 5 · 30 min/pro Woche) oder 75 Minuten pro Woche körperliche Aktivität mit höherer Intensität. Dabei sollten die einzelnen Einheiten mindestens 10 Minuten betragen (z. B. 3 · 10 min/Tag an fünf Tagen einer Woche).
>
> (Eisenacher-Abelein, 2018, S.11)

Aus gesundheitlicher Sicht kann die Bedeutung von Bewegung in zwei Grundprinzipien gegliedert werden. Zum einen muss das Kalorienungleichgewicht durch mehr Aktivität wieder ausgeglichen werden und zum anderen sollen die Organe und Organsysteme vermehrt Reizsetzungen ausgesetzt werden (vgl. Lagerstrom, 2002a). Somit ist für die Entwicklung und Erhaltung der körpereigenen Strukturen sowie Funktionen von Organen und Organsystemen die Bewegung unabdingbar. Bewegungsaktivitäten weisen direkte Wechselbeziehung zwischen Funktionen des Immunsystems und der Aufrechterhaltung eines psychosomatischen Gleichgewichts auf (vgl. Lagerstrom, 2002b).

2.2.1 Sitzende Tätigkeit

Der Begriff „sitzende Tätigkeit" lässt sich nicht eindeutig beschreiben bzw. definieren. In der Literatur sowie in der Wissenschaft gibt es keinen klaren Ansatz zur Klärung jenes Begriffs. Eine einheitlich anerkannte Zuordnung könnte diese Forschungslücke schließen. Untersuchungen könnten dann validere Ergebnisse bei Zusammenhängen mit Sitzverhalten liefern. Eindeutige Zuteilungen, wie Dauer des Sitzens oder Art des Sitzens könnten dann geklärt werden, aktuell ist dies nicht möglich. Ein möglicher Ansatzpunkt zur einheitlichen Beschreibung der sitzenden Tätigkeit ist der Energieumsatz bzw. Leistungsumsatz.

Die DGE teilt Energieumsätze verschiedenen Aktivitäten zu. Es ist eine detailliertere Kontrolle über den Energieumsatz durch die PAL-Einheit. Die PAL-Werte für sitzende Tätigkeiten schwanken je nach Grad zwischen 1.2 und 1.7 PAL. Büroangestellte kommen dementsprechend auf einen PAL-Wert zwischen 1.4 und 1.5. In Tabelle 1 werden jene PAL-Werte strukturiert dargestellt. Jene Werte müssen dann mit den individuellen Grundumsätzen multipliziert werden. Somit ergeben sich individuell gemessene Leistungsumsätze bzw. Arbeitsumsätze für den Tag (Schnur, 2013).

Tabelle 1. PAL-Werte (modifiziert nach Schnur, 2013)

Faktor	Aktivität	Beispiel
0.95	*Schlafen*	
1.2 - 1.3	*nur sitzend oder liegend*	gebrechliche Menschen
1.4 - 1.5	*sitzend, kaum körperliche Aktivität*	Büroangestellte
1.6 - 1.7	*überwiegend sitzend, gehend und stehend*	Studenten
1.8 - 1.9	*hauptsächlich stehend und gehend*	Handwerker
2.0 - 2.4	*körperlich anstrengende Arbeit*	Hochleistungssportler

2.2.2 Metabolisches Äquivalent

Das metabolische Äquivalent beschreibt den Energieverbrauch für unterschiedliche körperliche Aktivitäten. Ainsworth (2000) definiert das metabolische Äquivalent als Verhältnis zwischen einem Arbeitsumsatz und einer standardisierten Stoffwechselrate im Ruhezustand. Somit lassen sich körperliche Aktivitäten in verschiedene Kategorien klassifizieren. Laut Ainsworth entspricht 1 MET > 4,184 kJ (1 kcal) pro Kilogramm Körpergewicht pro Stunde. Die MET Werte bzw. Einheiten reichen von 0.9 MET bis 18 MET. Die nachfolgende Tabelle 2 soll hinsichtlich sitzender Aktivitäten dargestellt werden (vgl. Ainsworth et al., 2000).

Tabelle 2. MET-Werte bei verschiedenen körperlichen Aktivitäten (modifiziert nach Ainsworth, 2000, pp 509-510)

MET	Aktivitäten
0.9	Schlafen
1.0	sitzen, essen, lesen
1.5-2.5	leichte Bürotätigkeiten, fahren während der Arbeit
2.5-3.0	mittelschwere Bürotätigkeiten, abwechslungsreich, Meetings

Die Analyse des Metabolischen Äquivalent kann für die Einordnung bzw. Untersuchung von sitzenden Tätigkeiten in Bezug auf Arbeits- bzw. Energieumsätze dazu beitragen objektivere Messergebnisse zu liefern.

2.3 Biomechanische Wirkmechanismen während des Sitzens

Die Wissenschaft der Biomechanik ist die, welche „die Reaktionen der lebenden Gewebe des Bewegungssystems auf mechanische (innere und äußere) Kräfte beschreibt" (Schomacher, 2011, S. 67). Im Folgenden werden unterschiedliche Sitzhaltungen bzw. Sitzpositionen beschrieben und verglichen. Jene Ausführungen und Erkenntnisse werden durch das Werk von Schoberth (1989), den Buchabschnitt von Schomacher im Werk von Hüter-Becker und Dölken (2011) sowie durch das Werk von Krämer, Matussek und Theodoridis (2014) gestützt.

Zur Aufklärung von biomechanischen Wirkmechanismen während des Sitzens sind die funktionellen Eigenschaften der Wirbelsäule und die Aktivität der Muskulatur unerlässlich. Bestehend aus übereinander liegenden Wirbelkörpern, die durch Bandscheiben miteinander verbunden sind, kommt der Wirbelsäule eine große Bedeutung zu. Die Bandscheiben bestehen aus einen hyalinen Knorpel, welche von einem Faserring mit vielen Kollagenfasern umschlossen sind. Jene Kollagenfasern umschließen den Nucleus pulposus, der einen zellarmen gallertartigen Kern darstellt. Somit besteht eine Bandscheibe aus über 70% Wasser und weist damit eine hohe Elastizität und Widerstandsfähigkeit auf. Hierbei entsteht durch den Wechsel von Druck und Entlastung ein Nährstoffaustausch (vgl. Schomacher, 2011). „Rhythmische Bewegung ist daher ein wichtiger Faktor für die Verbesserung der Ernährung der Bandscheiben" (Schomacher, 2011, S. 86). Dies wird in der Abbildung 2 vom osmotischen System der Bandscheibe anschaulich dargestellt.

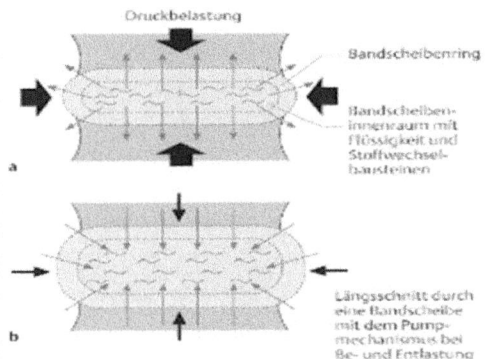

Abbildung 2. Osmotisches System (Krämer; Matussek & Theodoridis, 2014, S. 350)

Das osmotische System der Bandscheibe kommt durch eine langanhaltende Sitzhaltung ins Ungleichgewicht. Nicht nur der Stoffaustausch ist von einem längeren Sitzverhalten betroffen. Durch bestimmte Sitzhaltungen erhöhen sich die intradiskalen Druckwerte, jene Werte beschreiben den Bandscheibeninnendruck. In Abbildung 2 und 3 werden die verschiedenen Druckbelastungen in unterschiedlichen Sitzhaltungen dargestellt.

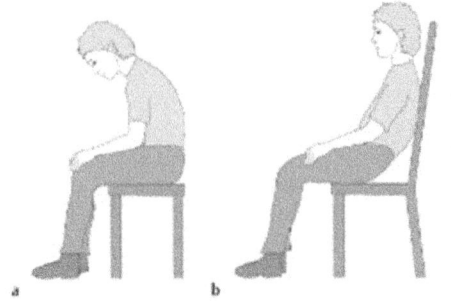

Abbildung 3. Sitzhaltungen (Krämer et al., 2014, S. 352)

Mit (a) wird jeweils die vordere Sitzhaltung und mit (b) die hintere Sitzhaltung beschrieben. Die vordere Sitzhaltung stellt mit einem lumbalen intradiskalen Druck von 0,65 MPa eine hohe Belastung dar. „Die vermehrte Vorderkantenbelastung führt zusammen mit dem hohen Belastungsdruck auch leicht zu Verlagerungen von Bandscheibengewebe nach dorsal, ..." (Krämer et al., 2014, S. 352). In dieser Position befindet sich die Wirbelsäule in einer physiologisch kyphotischen Haltung. Ähnlich verhält es sich mit der hinteren Sitzhaltung. Dabei entsteht eine Haltung mit zurückgedrehtem Becken. Durch fehlende muskuläre Unterstützung entsteht in Folge dessen eine Totalkyphose. Der lumbale intradiskale Druck jedoch ist mit 0,3 MPa deutlich geringer als in der vorderen Sitzhaltung. Es sollte ergänzt werden, dass die zuvor erwähnten Ausführungen bei kurzzeitigen Sitzhaltungen kaum negative Auswirkungen auf den Körper darstellen. Im Gegenteil, durch die Streckstellung der Lendenwirbelsäule vergrößert sich der Wirbelkanal und sorgt dabei für eine Entlastung in diesem Bereich (vgl. Krämer et al., 2014).

Wie zu Anfang erwähnt, sollte man im weiteren Verlauf den Muskelaktivitäten mehr Bedeutung schenken. Schoberth (1989) weist auf die Unterbeanspruchung der Skelettmuskulatur hin und führt weiter aus, dass dadurch die Muskulatur atrophieren kann. Er fasst dementsprechend die Thematik der Muskelaktivitäten wie folgt zusammen: „Es hat sich gezeigt, daß bei verschiedenen Sitzhaltungen unterschiedliche Muskelanspannungen in Erscheinung treten, was wiederum auf einen erhöhten oder verminderten Stoffwechsel schließen läßt" (Schoberth, 1989, S. 96).

Interessant und aufschlussreich für die vorliegende Arbeit sind daher in den folgenden Kapiteln Untersuchungsergebnisse, welche die Sitzdauer und deren Häufigkeit mit den verschiedenen Sitzhaltungen untereinander vergleichen und gleichzeitig gegenüberstellen.

3 Gegenwärtiger Forschungsstand

In diesem Kapitel wird der aktuelle Forschungsstand der Wissenschaft auf die Zusammenhänge zwischen dem Sitzen und deren Auswirkungen auf die Gesundheit untersucht.

3.1 Pathophysiologische Auswirkungen des Sitzens auf den Körper

Eine sitzende Haltung kann eine Vielzahl von Auswirkungen auf den menschlichen Körper haben. Diese Annahme muss zunächst durch die Forschung nachgewiesen werden. Im Kontext dieser Fragestellung sollte der Begriff des Bewegungsmangels genannt werden. Er ist die logische Folgerung einer sitzenden Haltung. Im Kapitel „Theoretischer Hintergrund" wurde der Begriff Bewegungsmangel bereits näher erläutert, auf die Zusammenhänge und Auswirkungen des Bewegungsmangels auf den Körper soll nun in diesem Kapitel näher eingegangen werden.

Die Auswirkungen des Bewegungsmangels bilden sich zu verschiedenen Krankheiten aus. Daraus resultierend ist das metabolische Syndrom eine immer häufiger werdende Erkrankung. Bestehend aus Stoffwechselstörungen wie Adipositas oder Hyperlipoproteinämie sowie arterielle Hypertonie und Insulinresistenz können sich Gefäßverengungen entwickeln, welche zu koronaren Herzerkrankungen führen (vgl. Brusis, 2002).

Auch die passiven und aktiven Strukturen des Bewegungsapparats können betroffen sein. Häufig sind Verspannungen und somit muskuläre Dysbalancen verantwortlich für chronische und degenerative Veränderungen von Gelenkstrukturen. In Abbildung 4 und in Abbildung 5 wird dies nur zu deutlich. Auslöser hierfür ist die damit einhergehende Fehlhaltung während des Sitzens. Eine häufige Fehlhaltung ist der sogenannte „Runde Rücken". Dieser entwickelt sich zu einer kyphotischen Wirbelsäule. Dadurch kommt es häufig zu einer Fehlfunktion des Zwerchfells. Jene Fehlfunktion wird durch die resultierende Verengung des Brustkorbes unterstützt (vgl. Starrett, 2017).

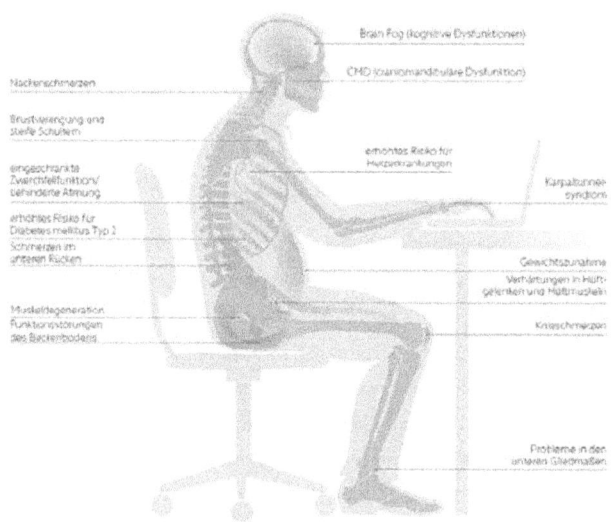

Abbildung 4. Sitzen und seine Folgen (Starrett, 2017, S. 8)

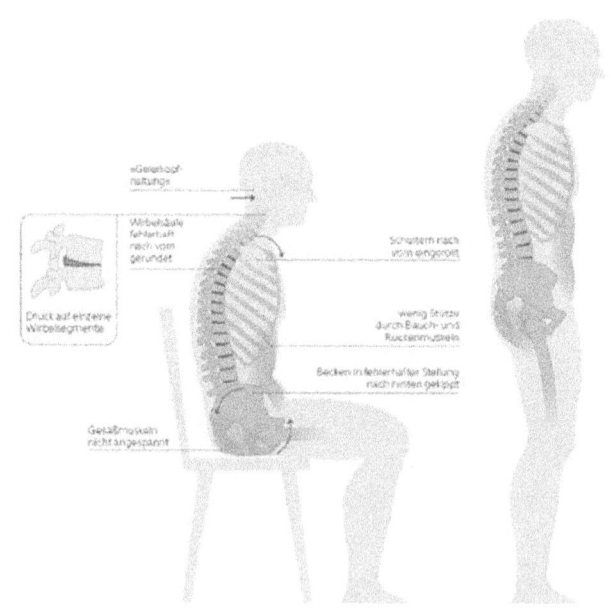

Abbildung 5. Der runde Rücken (Starrett, 2017, S. 43)

Zu weitaus mehr Schädigungen kommt es in dem Bereich der Lendenwirbelsäule. Begünstigt werden diese Schädigungen durch eine Überbelastungen der „nicht lotgerechten Stellung der Wirbelsäule" und deren dorsalen Strukturen (Schomacher, 2011, S.87). Die Folgen sind Schmerzen im Lendenwirbelbereich oder gar der Bandscheibenvorfall. Letzteres entsteht durch eine vermehrte bzw. steigende Zugspannung der Fasern des Annulus fibrosus, welche einreißen können (vgl. Schomacher, 2011). „Das Material der Bandscheibe drängt dann durch die gerissenen Lamellen nach außen und kann als Protursion (Bandscheibenvorwölbung) hervorragen. Reißen auch die äußeren Teile der Bandscheibe ein, so „fällt" Bandscheibenmaterial als Prolaps (Bandscheibenvorfall) heraus" (Schomacher, 2011, S. 87).

Die Wissenschaft versucht seit mehreren Jahrzehnten die aufgeführten Annahmen bzw. Ansätze zu belegen. Aus diesem Grund analysierte Picavet über 15 Jahre die Zusammenhänge zwischen beruflichem Sitzverhalten und deren mentaler, kardiometabolischer sowie muskelskelettaler Gesundheitsveränderungen. Die Teilnehmer dieser großangelegten Studie wurden viermal in 5-jahres Intervallen zwischen 1993-2012 untersucht. Die Erhebung von Daten zum Sitzverhalten bzw. zu der Sitzdauer durch Befragungen sowie durch Selbstberichte der Teilnehmer über psychische Gesundheit, Rückenschmerzen und objektiv gemessener kardiometabolischer Gesundheit wurden untersucht. Interessanterweise konnten keine signifikanten Zusammenhänge zwischen beruflichem Sitzen und deren Auswirkungen auf die Gesundheit beobachtet werden (Picavet et al., 2016). Ob die gewonnen Erkenntnisse durch die Auswahl der Untersuchungsmethoden beeinflusst wurden, muss in der abschließenden Diskussion der Literaturarbeit aufgearbeitet werden.

In den nachfolgenden Unterkapiteln werden aktuelle wissenschaftliche Erkenntnisse zu den Herz-Kreislauf-Erkrankungen sowie Muskel-Skelett-Erkrankungen im Zusammenhang mit dem Sitzen ausgewertet.

3.2 Erkenntnisse zu Herz-Kreislauf-Erkrankungen

Das Herz-Kreislauf-System umfasst im weiteren Verlauf den gesamten Blutkreislauf, Stoffwechselstörungen, Krebs und Mortalität. Einen Zusammenhang zwischen sitzenden Verhaltensweisen und den damit einhergehenden Folgen auf das Herz-Kreislauf-System wird in diversen Untersuchungen interpretiert.

Saidj (2013) untersuchte in einer großangelegten Beobachtungsstudie die Auswirkungen von sitzenden Verhalten im Beruf sowie in der Freizeit auf metabolische Parameter. Dazu wurden empirische Daten von 2544 Probanden in einer Querschnittsstudie ausgewertet. Die wichtigste Erkenntnis war, dass nahezu alle kardiometabolischen Parameter signifikante Auswirkungen in beiden Fällen aufzeigten. Schwierig ist die Einordnung dieser Ergebnisse. Die subjektive Einschätzung der Probanden hinsichtlich ihrer Sitzgewohnheiten im Beruf und im Alltag können zu verzerrten Ergebnissen führen (Saidj et al., 2013).

Engelen (2017) versuchte durch große Datenansammlungen Schlüsse zu ziehen. Sie wertete Querschnittsdaten aus den Institutionen Australian National Nutrition und Physical Activity Survey aus den Jahren 2011 und 2012 von 9435 Probanden aus. Es sollten Auswirkungen zwischen körperlicher Aktivität und der Sitzdauer auf kardiometabolische Erkrankungen untersucht werden. Es wurden verschiedene Aktivitätslevel zu der Sitzdauer eines Probanden zugeordnet und mit dessen Gesundheit verglichen. Heraus kam dabei, dass eine niedrige körperliche Aktivität in Kombination mit einer hohen Sitzdauer zu Gesundheitsschäden führen kann (vgl. Engelen et al., 2017).

Sitzende Verhaltensweisen und geringe körperliche Aktivitäten sind Indikatoren für einen Bewegungsmangel, woraus sich nachweislich verschiedene Erkrankungen entwickeln. In Folge dessen stellt sich ein geringer Energieumsatz ein und daraus resultiert eine geringere Stoffwechselaktivität.

Burns (2017) und Kollegen beobachteten in einer Laboruntersuchung den Energieumsatz des Stehens im Vergleich zum Sitzen bei der Durchführung von Bürotätigkeiten. Dazu wurden wiederholte Messungen an 22 Büroarbeitern durchgeführt. Dabei fiel auf, dass keine signifikanten Unterschiede zwischen der stehenden oder der sitzenden Tätigkeit beobachtet bzw. gemessen werden konnten. Jedoch der Energieumsatz bei beiden Tätigkeiten mit unter 1.5 METs relativ gering war (vgl Burns et al., 2017).

Das daraus entstehende Kalorienungleichgewicht wirkt sich negativ auf den Organismus aus. Bei längerem Ungleichgewicht stellen sich Stoffwechselerkrankungen ein, die unweigerlich zu koronaren Herzerkrankungen führen. Burns Ansatz den Energieumsatz während des Sitzens bei Bürotätigkeit zu messen ist wichtig. Dadurch können Energieumsätze während des Sitzens mit der Sitzdauer verglichen werden und anschließend umgewandelt werden. Jedoch sollten die jeweiligen Messungen über einen längeren Zeitraum erfolgen.

3.3 Erkenntnisse zu Muskel-Skelett-Erkrankungen

Das Muskel-Skelett-System umfasst im weiteren Verlauf den aktiven und passiven Bewegungsapparat. Die Wissenschaft liefert bereits eindeutige Belege über mögliche Zusammenhänge zwischen dem Sitzen und Muskel-Skelett-Erkrankungen.

Makhsous (2009) untersuchte den biomechanischen Effekt des Sitzens mit einer reduzierten Ischias Unterstützung und einer verbesserten Lendenunterstützung während den Sitzbelastungen. Für diese Laboruntersuchung wurden 35 Probanden ausgewählt. 25 Probanden hatten schon Rückenschmerzen diagnostiziert und weitere 10 Probanden dienten als Kontrollgruppe. In der Studie wurden zwei Sitzhaltungen sowie die Probanden untereinander verglichen. Dabei fiel auf, dass das Sitzen mit reduzierter Ischias Unterstützung und verstärkter Lendenwirbelstütze zu einer reduzierten Sitz Last an der Lendenwirbelsäule führte. Die Erkenntnisse von Makhsous belegen die biomechanischen Wirkungsweisen, die während des Sitzens auftreten, jene Kenntnisse die bereits existieren (vgl. Makhsous et al., 2009).

Erweitert wird diese Messmethode von Gupta (2015). Die Untersuchung wurde bei 201 Arbeitnehmern durchgeführt, die zwischen 18 und 65 Jahre alt waren und mindestens 20 Stunden in der Woche gearbeitet haben. Es sollte festgestellt werden, ob objektiv gemessene Sitzzeiten mit Rückenschmerzen in Verbindung gebracht werden können. Gupta und sein Team benutzen zur Bemessung der Sitzzeiten Beschleunigungssensoren. Zur Bemessung der Rückenschmerzen wurden Befragungen durchgeführt. Hierbei stellte sich heraus, dass eine längere Sitzdauer mit höheren Rückenschmerzen verbunden ist. Jene Schlussfolgerung bestätigt den Zusammenhang zwischen Sitzen und Muskel-Skelett-Erkrankungen. Trotzdem ist anzumerken, dass auch hier wie zuvor bei Makhsous keine neuen Erkenntnisse dazugewonnen werden konnten (Gupta et al., 2015).

Zemp (2016) lieferte in seiner Pilotstudie neue Erkenntnisse über das Sitzverhalten. Er untersuchte den Einfluss von Rückenschmerzen auf das Sitzverhalten im Büro. Dafür wurden 20 Büroarbeiter ausgewählt. Diese sollten anhand eines Fragebogens ihre Rückenschmerzen in kurzzeitige und langzeitige Rückenschmerzen einsortieren. Das Sitzverhalten der Probanden wurde mittels einer textilen Druckmatte auf dem Sitzpolster gemessen. Interessant war dabei zu beobachten, dass Probanden, die Rückenschmerzen innerhalb der letzten 24 Stunden registrierten, einen deutlichen Trend zu einem eher statischen Sitzverhalten zeigten (vgl. Zemp et al., 2016).

4 Methode

Im nachfolgenden Kapitel wird die methodische Vorgehensweise für die vorliegende Literaturarbeit erläutert.

4.1 Fragestellung

Die Problemstellung dieser Literaturarbeit besteht darin, Zusammenhänge zwischen beruflichem Sitzen und dessen Auswirkungen auf das Herz-Kreislauf-System sowie das Muskel-Skelett-System herauszustellen. Das vorrangegangene Kapitel liefert bereits einen Überblick hinsichtlich der vorliegenden Forschungsfrage und lässt deutliche Tendenzen erkennen, dass sitzende Verhaltensweisen Herz-Kreislauf- sowie Muskel-Skelett-Erkrankungen verursachen können. Mit Hilfe der nachfolgenden Literaturrecherche sollen jene Tendenzen noch einmal konkreter in Bezug auf den beruflichen Kontext ausgeweitet und mit weiteren wissenschaftlichen Studien verglichen werden.

4.2 Einschlusskriterien

Zur Beantwortung der zu untersuchenden Forschungsfrage wurden verschiedene Parameter und Methoden festgelegt. Für die Studienauswahl wurden ausschließlich Studien aus den Datenbanken PubMed, CINAHL oder Medline verwendet. Jene Suchmaschinen werden bei medizinischen Fragestellungen herangezogen. Zur Auswahl von geeigneten Untersuchungsmethoden sind grundsätzlich Umfragen bzw. Befragungen, experimentelle Untersuchungen sowie Beobachtungen empfehlenswert. Diese wiederum können zu Meta-Analysen oder Reviews zusammengefasst werden, welche in diesem Fall bevorzugt eingesetzt werden sollten. Die Auswahl der Studien ergab sich unteranderem aus den Stichprobengrößen. Diese wurden auf mindestens 5000 Probanden festgesetzt. Jene Probanden durften nicht jünger als 18 Jahre und sollten nicht älter als 66 Jahre sein. Des Weiteren sollten in erster Linie auszuwertende Studien im Kontext der Arbeit herangezogen werden, nicht auszuschließen waren jedoch Studien, die im Kontext von langen Sitzzeiten untersucht wurden.

Um hinsichtlich der Ergebnisse der Studien für den Bereich Herz-Kreislauf-Erkrankungen eine Vergleichbarkeit herstellen zu können, wurden diese im weiteren Verlauf auf bestimmte Parameter (wie z.B. BMI, DM, KHK, Mortalität und Krebs) begrenzt.

Im Bereich des Muskel-Skelett-Systems entfallen gemäß der DGUV die meisten Berufserkrankungen auf den Bereich der Lendenwirbelsäule. Eine Eingrenzung der zu untersuchenden Studien auf LBP sollte daher hier erfolgen um ebenfalls eine Vergleichbarkeit zu ermöglichen.

Auszuschließen waren jene Studien, welche nicht die zuvor erwähnten Einschlusskriterien erfüllen.

4.3 Literaturrecherche

Für eine fundierte und reliable Studienauswahl wurde auf die Meta-Datenbank PubMed zurückgegriffen. Durch die Nutzung von PubMed hat man Zugriff auf die nationale medizinische Bibliothek der Vereinigten Staaten (NLM). Somit besteht die Möglichkeit eine Vielzahl von Studien herauszufiltern. Da das Herausfiltern von diversen Artikeln aus urheberrechtlichen Gründen teilweise verweigert wurde, wurde ebenfalls auf die Datenbank von Google Scholar zurückgegriffen. Dafür zuständig war das Hilfsschema PICO. Es wurde zur Formulierung einer recherchierbaren Fragestellung bzw. Hypothese genutzt (vgl. Lichtenstein et al., 2009). Damit konnte das Suchen von Studien detaillierter und individueller gestaltet werden. Die Erläuterungen dieses Formates kann in der folgenden Tabelle 3 einsehen werden.

Tabelle 3. Das PICO Format (modifiziert nach Libguides, 2018)

P	I	C	O
Population	*Intervention*	*Comparison*	*Outcome*
Alter zwischen 18-66 Jahren	„sitters" „sedentary work" „seated activity" „occupation sitting"		„metabolic" „blood circulation" „metabolism" „cardio vascular" „metabolic disease" „chronic back pain" „back pain" „low back pain" „occupation low back pain"

Zur Auswahl von Synonymen für abhängige und unabhängige Variablen werden im PICO-Format die Intervention und das Outcome gebraucht. Wie in der Tabelle 3 dargestellt, werden die Intervention als Risiken oder Diagnostiken beschrieben, das Outcome wiederum kann für Funktionen oder Schmerzen stehen.

Im weiteren Verlauf mussten Synonyme für die jeweiligen Parameter festgelegt werden. Jene Synonyme mussten in englischsprachiger Ausführung verwendet werden. Unter Mithilfe der Übersetzungsplattform von Linguee wurden diese übersetzt. Für die Intervention wurden nachfolgende Begriffe verwendet: „sitters"; „sedentary work"; „seated activity" und „occupation sitting". Das Outcome wurde in zwei Kategorien eingeteilt. Für die Herz-Kreislauf-Erkrankungen wurden nachfolgende Begriffe verwendet: „metabolic"; „blood circulation"; „metabolism"; „cardio vascular" und „metabolic disease". Die Verwendung von folgenden Begriffen im Bezug zu Muskel-Skelett-Erkrankungen waren: „chronic back pain"; „back pain"; „low back pain" und „occupation low back pain". Anschließend wurden jene ausgewählten Studien durch die PubMed Datenbank herausgefiltert. Diese Auswahl wurde wiederum gefiltert durch die Kategorisierung „Sort by: Best Match", welche die Studien in der Häufigkeit derer Aufrufe sortiert. Abschließend wurden die Studien durch einen weiteren Filter selektiert. Es wurden Veröffentlichungen aus den letzten zehn Jahren zur zeitlichen Eingrenzung genutzt. Die bisherigen methodischen Vorgehensweisen für die Recherche der vorliegenden Literaturarbeit können in der nachfolgenden Tabelle 4 nachvollzogen werden.

Tabelle 4. Suchsyntax PubMed - 1. Selektion

Query	Items found
Search ((((("sitters") OR "sedentary work") OR "seated activity") OR "occupation sitting"))) AND ((((("metabolic") OR "blood circulation") OR "metabolism") OR "cardio vascular") OR "metabolic disease") Sort by: Best Match Filters: published in the last 10 years	1412
Search ((((("sitters") OR "sedentary work") OR "seated activity") OR "occupation sitting")) AND (((("chronic back pain") OR "back pain") OR "low back pain") OR "occupation low back pain") Sort by: Best Match Filters: published in the last 10 years	744

Nun wurde jene Auswahl durch den Filter Review abgeschlossen. In Tabelle 5 wird nun die endgültige Anzahl der Studienergebnisse dargestellt. Das Ziel dabei war die repräsentative Darstellung von Ergebnissen und damit das Erstellen nachweisbarer Zusammenhänge.

Tabelle 5. Suchsyntax PubMed - 2. Selektion

Query	Items found
Search ((((("sitters") OR "sedentary work") OR "seated activity") OR "occupation sitting"))) AND (((("metabolic") OR "blood circulation") OR "metabolism") OR "cardio vascular") OR "metabolic disease") Sort by: Best Match Filters: Review; published in the last 10 years	58
Search ((((("sitters") OR "sedentary work") OR "seated activity") OR "occupation sitting"))) AND (((("chronic back pain") OR "back pain") OR "low back pain") OR "occupation low back pain")) Sort by: Best Match Filters: Review; published in the last 10 years	18

4.4 Ergebnis

Zur Auswahl geeigneter Untersuchungen wurden die in Tabelle 5 dargestellten Ergebnisse mit den Einschlusskriterien verglichen. Es stellt sich heraus, dass die zweite Suchsyntax kaum relevante Untersuchungen hervorbrachte, weswegen im weiteren Verlauf die erste Suchsyntax aus Tabelle 4 herangezogen wurde. Zunächst wurden daraus 26 Studien als relevant eingestuft und näher untersucht. Nach weiterer Überprüfung blieben zum Schluss sechs Studien zur Auswertung übrig. Die ausgewählten Studien bestehen zum überwiegenden Teil aus Befragungen und werden zu einer Metaanalyse oder zu einem Review zusammengefasst. Ausgewertet wurden hundert tausende von Stichproben in jenen sechs Studien. Durch Untersuchungen aus dem Jahre 2009 sowie aus dem Jahre 2015 können unteranderem Entwicklungen in der Forschung aufgezeigt, analysiert und beschrieben werden. Abschließend ist zu berichten, dass alle ausgewählten Studien die im Kapitel „Einschlusskriterien" beschriebenen Auflagen einhalten.

Im Nachfolgenden Kapitel werden sämtliche relevanten Informationen aus den ausgewählten Studien vorgestellt, zusammengefasst und anschließend kritisch diskutiert.

5 Ergebnis

In diesem Kapitel werden die durch die methodische Vorgehensweise ausgewählten wissenschaftlichen Artikel bzw. Studien detailliert ausgewertet. Jene ausgewählten Studien werden im weiteren Verlauf bezüglich Herz-Kreislauf-Erkrankungen sowie Muskel-Skelett-Erkrankungen unterteilt und anschließend interpretiert.

5.1 Ergebnisse Herz-Kreislauf-Erkrankungen

In diesem Kapitel werden drei auserwählte Studien bezüglich ihrer Zusammenhänge zwischen dem Sitzen im arbeitsbedingtem Kontext und Herz-Kreislauf-Erkrankungen beschrieben.

5.1.1 van Uffelen et al. 2010

Occupational Sitting and Health Risks: A Systematic Review

Van Uffelen (2010) fasst die Erkenntnisse von Zusammenhängen zwischen beruflichem Sitzen und Gesundheitsrisiken zusammen. Das Ziel ihrer Arbeit war es, die Evidenzlage zu dieser Fragestellung systematisch durch ein Review zu klären. Das Team um van Uffelen bediente sich zur Recherche von wissenschaftlichen Artikeln der Datenbanken PubMed, PsychINFO, CENTRAL, CINAHL, EMBASE und PEDro. Zeitraum hierfür war März bis April 2009. Für den Auswahlprozess von wissenschaftlichen Artikeln wurden Einschlusskriterien festgelegt. In jenen Untersuchungen sollten Erwachsene mit einem Bezug zum beruflichen Sitzen untersucht werden. Die Definition des Sitzens im Kontext der Arbeit sollte durch Selbstberichte und durch objektive Messungen unter 1.5 METs gewährleistet sein. Aus diesem Grund wurden für alle Studien Befragungen mit Probanden durchgeführt. Jene Befragungen dienten der Einordnung und der Kategorisierung von subjektiven Einschätzungen zum Sitzverhalten. Des Weiteren sollten ausgewählte Studien Zusammenhänge zwischen einer sitzenden Tätigkeit und Erkrankungen beinhalten. Die Überprüfung zur Einhaltung dieser Einschlusskriterien übernahmen zwei unabhängige Gutachter. Beide Gutachter bedienten sich unabhängig voneinander eines Bewertungsbogens, mit dessen Hilfe sich die Qualitäten einzelner Studien bemessen ließen. Nach dieser Überprüfung wurden 43 relevante wissenschaftliche Artikel mit 2192772 Stichproben ausgewählt. Nachfolgend wurden diese Artikel in Gruppen bezüglich Gesundheitsrisiken aufgeteilt und deren Studiendesign dargestellt:

BMI	(n=12)	>	(9 Querschnittsstudien, 3 Prospektive Studien)
Krebs	(n=17)	>	(13 Prospektive Studien, 4 Fallstudien)
KHK	(n= 8)	>	(6 Prospektive Studien, 2 Fallstudien)
DM	(n= 4)	>	(3 Prospektive Studien, 1 Querschnittsstudie)
Mortalität	(n= 6)	>	(6 Prospektive Studien)

Zur Thematik der Stichproben konnten folgende Zahlen zu den verschiedenen Gruppen bezüglich der Gesundheitsrisiken herausgearbeitet werden:

BMI	(n=12)	>	(364583 Stichproben)
Krebs	(n=17)	>	(1472905 Stichproben)
KHK	(n= 8)	>	(165140 Stichproben)
DM	(n= 4)	>	(103474 Stichproben)
Mortalität	(n= 6)	>	(86670 Stichproben)

Im folgenden Abschnitt werden die Ergebnisse zu den auserwählten 43 wissenschaftliche Artikel dargestellt. Zur Übersichtlichkeit werden jene Ergebnisse zu verschiedenen Gesundheitsrisiken zugeordnet.

BMI

Bei fünf von neun Querschnittsstudien wurden Zusammenhänge zwischen dem beruflichen Sitzen und erhöhten BMI Werten von Männern festgestellt. Die Schlussfolgerung, dass Männer mit höheren BMI Werten eher sitzende Tätigkeiten ausüben, wurde in zwei von den fünf Studien interpretiert (vgl. Sargeant et al., 2003; Larsson et al., 2004). In den restlichen fünf Querschnittsstudien konnten keine Verbindungen zwischen den sitzenden Tätigkeiten und der Fettleibigkeit gefunden werden. Auch die drei Prospektiven Studien konnten keine signifikanten Auswirkungen belegen. Dennoch konnte bei einer Untersuchung ein signifikanter Trend hinsichtlich des Zusammenhangs zwischen Adipositas und langanhaltender Sitzdauer entdeckt werden (vgl. Hu et al., 2003a). Hinsichtlich des Zusammenhangs zwischen beruflichem Sitzen und BMI kann abschließend angemerkt werden, dass kein eindeutiges Ergebnis beobachtet wurde.

Krebs

In fünf von 17 Studien zu der Thematik Krebs konnte ein erhöhtes Risiko an Brustkrebs (vgl. Levi et al., 1999a; Thune et al, 1997), Eierstockkrebs (vgl. Zhang et al., 2004; Pan et al., 2005) oder Darmkrebs (vgl. Levi et al., 1999b) zu erkranken festgestellt werden. Diese Erkenntnis wurde durch alle vier Fallstudien und einer Prospektiven Studie belegt. In zehn anderen Prospektiven Studien konnten diese Ergebnisse nicht beobachtet werden. In zwei weiteren Prospektiven Studien wurde beobachtet, dass jene Probanden mit einem aktiveren Beruf ein höheres Lungenkrebsrisiko aufwiesen im Vergleich zu Probanden mit weniger aktiven Berufen (vgl. Bak et al., 2005; Steindorf et al., 2006). Daraus schließt sich, dass kaum signifikant belegbare Auswirkungen auf das Krebsrisiko beobachtet werden konnten.

KHK

Die vorhandenen Studien enthielten widersprüchliche Ergebnisse, ähnliches war bei den Studien zum *BMI* zu beobachten. In vier Studien von den insgesamt acht Studien konnten Zusammenhänge zwischen KHK und beruflichen Sitzen nachgewiesen werden. Jedoch wurden in drei anderen Studien diese gewonnen Erkenntnisse nicht bestätigt. Eine Studie widerlegte sogar die Ergebnisse von den vier erwähnten Studien. In jener Studie konnte belegt werden, dass mit mehr Aktivität während der Arbeit das Risiko an Herzerkrankungen zu leiden steigen würde (vgl. Rosenman et al., 1977). Wie in den Auswertungen zum Gesundheitsrisiko *BMI* ist festzuhalten, dass widersprüchliche Aussagen bzw. Ergebnisse hinsichtlich koronarer Herzerkrankungen ausgewertet wurden und somit keine validen Aussagen darüber getroffen werden konnten.

DM

In drei von vier Studien wurde festgestellt, dass das Sitzverhalten mit einem erhöhten Risiko an Diabetes mellitus zu erkranken verbunden war (vgl. Hu et al., 2003a; Sargeant et al., 2003; Hu et al., 2003b). Nur eine Prospektive Studie konnte den zuvor erwähnten Zusammenhang nicht feststellen (vgl. Andersen & Jensen, 2007). Für das Gesundheitsrisiko des Diabetes mellitus konnten demnach eindeutige Zusammenhänge bestätigt und belegt werden.

Mortalität

Die vorhandenen sechs Prospektiven Studien wurden mit Nachbeobachtungen durchgeführt. Jene Nachbeobachtungsdauer betrug zwischen 10 und 20 Jahren. Bei zwei Studien wurde die Nachbeobachtungszeit mit unter 10 Jahre angesetzt. Hierzu wurde das Sitzverhalten zuvor eindeutig definiert. Aus vier der sechs Studien gingen erhöhte Mortalitätsrisiken in Verbindung mit dem Sitzen einher. Die Ergebnisse aus einer Studie zeigten keine Verbindungen zwischen dem Sitzen und der Mortalitätsrisiken (vgl. Kristal-Bonch et al., 1995). Aus einer anderen Studie ging hervor, dass mehr körperliche Aktivitäten während der Arbeit die Mortalitätsrisiken sinken ließen (vgl. Hu et al., 2004). Demnach sind Zusammenhänge mit der Mortalität und des Sitzverhaltens in überwiegender Zahl belegbar gewesen.

5.1.2 Dunstan, Thorp & Healy 2011

Prolonged sitting: is it a distinct coronary heart disease risk factor?

Die Autoren verglichen wissenschaftliche Erkenntnisse zur Fragestellung, ob längeres Sitzen ein Risikofaktor für koronare Herzerkrankungen darstellt. Dazu recherchierten Dunstan, Thorp und Healy (2011) über Zusammenhänge zwischen sesshaften Verhalten und der Gesamtmortalität, der Mortalität bezüglich Herzerkrankungen und der Mortalität bezüglich Krebs. Des Weiteren sollte untersucht werden, ob körperliche Aktivitäten die Risiken jener Zusammenhänge reduzieren könnte. Dazu wurden sechs Fallstudien hinsichtlich ihrer prospektiven Beziehung bezüglich der Mortalität zu Sitzdauer, zu Fernsehzeiten, zu Bildschirmzeiten sowie zu anderem Sitzverhalten ausgewertet. Jene Beziehungen wurden durch Befragungen (Selbstberichte) über das Sitzverhalten und die Sitzdauer sowie die Fernsehzeiten und die Bildschirmzeiten von jeden Probanden bewertet. Dabei wurden 174482 Stichproben aufgenommen, welche sich wie folgt zusammenstellten:

Mortalität (n=5) > (166738 Stichproben)

KHK (n=6) > (174482 Stichproben)

Krebs (n=4) > (162226 Stichproben)

In zwei Studien sollte das sitzende Verhalten bzw. die Sitzdauer über einen ganzen Tag zugeordnet werden (vgl. Katmarzyk et al., 2009; Patel et al., 2010). Dabei konnte herausgestellt werden, dass das gemessene Sitzverhalten ein erhöhtes Risiko sowohl für die Gesamtmortalität als auch bezüglich der Herzerkrankungen darstellte. Selbst Parameter wie Geschlecht, Alter, Raucherstatus oder Alkoholkonsum konnten diesen Zusammenhang nicht beeinflussen und konnten keine Veränderungen aufweisen. Krebserkrankungen konnten nur mit Frauen in Verbindung gebracht werden. Eine Studie untersuchte Erwachsene über 35 Jahre und deren Sitzdauer (vgl. Stamatakis et al., 2011). Die Sitzdauer wurde zuvor klassifiziert mit weniger als zwei Stunden Sitzen pro Tag gegenüber mehr als zwei Stunden oder gar mehr als vier Stunden am Tag. Es stellte sich heraus, dass ein 48% Gesamtmortalitätsrisiko und ein 125% Mortalitätsrisiko bezüglich Herzerkrankungen bei höheren Sitzzeiten bestehen (vgl. Stamatakis et al., 2011). Weitere zwei Studien welche die prospektive Beziehung von Fernsehzeiten und

Bildschirmzeiten untersuchten, konnten beobachten, dass das Mortalitätsrisiko im Gesamten und bezüglich Herzerkrankungen durch höhere Sitzzeiten deutlich anstieg. Die Ergebnisse aus allen Studien lassen damit den Schluss zu, dass ein signifikantes Mortalitätsrisiko bezüglich Herzerkrankungen und der Gesamtmortalität bestand. Zu beachten ist, dass alle zuvor genannten Zusammenhänge unabhängig von körperlicher Aktivität aufrechterhalten werden konnten.

5.1.3 Biswas et al. 2015

Sedentary Time and Ist Association With Risk for Disease Incidence, Mortality, and Hospilization in Adults

Das Team um Biswas (2015) recherchierte Zusammenhänge zwischen der Sitzdauer und Krankenhausaufenthalten sowie der Gesamtmortalität, Herz-Kreislauf-Erkrankungen (KHK), Diabetes mellitus und Krebs bei Erwachsenen, unabhängig von körperlicher Aktivität. Dafür verfasste Biswas ein systematisches Review und eine Meta-Analyse. Hierbei wurden die Datenbanken PubMed, MEDLINE, EMBASE, CINAHL, Cochrane Library, Web of Knowledge und Google Scholar zur Recherche genutzt. Die Suchanfrage wurde auf englischsprachige Texte bis August 2014 beschränkt, welche das Sitzverhalten untersuchten. Für die vorliegende Fragestellung wurde das Sitzverhalten mit niedrigen Energieumsätzen (<1.5 METs) und niedriger körperlicher Aktivität klassifiziert bzw. festgelegt. Des Weiteren wurden Gesundheitsergebnisse auf Mortalität, Erkrankungshäufigkeiten und die Nutzung des Gesundheitswesens beschränkt. Zu den Studien wurden ausschließlich Erwachsene zugelassen. Gleichzeitig wurden Kinder für sämtliche Studien ausgeschlossen. Somit erfüllten 47 Studien, welche überwiegend Prospektive Kohortenstudien waren, die Anforderungen von Biswas und seinem Team. In jenen ausgewählten Studien wurde die Sitzdauer durch Selbstberichte von insgesamt 2152689 Probanden eingeschätzt bzw. bewertet. Nachfolgend werden diese ausgewählten Studien in Gesundheitsrisiken klassifiziert und dessen Stichprobengröße dargestellt:

Mortalität   (n=13)   >   (829917 Stichproben)

KHK   (n=14)   >   (551366 Stichproben)

DM   (n=14)   >   (26700 Stichproben)

Krebs   (n=14)   >   (744706 Stichproben)

Es wurde festgestellt, dass, je höher die Sitzdauer ist, desto größer ist die Wahrscheinlichkeit Auswirkungen auf die jeweiligen Gesundheitsgruppen beobachten zu können. In fünf Studien zur Krebssterblichkeit konnten signifikante Zusammenhänge bezüglich Brustkrebs, Gebärmutterhalskrebs, Eierstockkrebs und Darmkrebs beobachtet werden. Die einzige Studie, die die Zusammenhänge zwischen Sitzdauer und vermeidbaren Krankenhausaufenthalten untersuchte, kam zu dem Entschluss, dass eine Sitzdauer von unter acht Stunden die Krankenhausaufenthalte um 14% senkte (HR = 0.86) (0.83 to 0.89) (Tran et al., 2014). Der größte statistische Effekt konnte bei der Erkrankung Diabetes mellitus (HR = 1.910) (1.642 to 2.222) errechnet werden. Zum Überblick wurden statistische Daten mit Hilfe der Knapp-Hartung- Methode zusammengefasst. Jene Methode, die den zufälligen Effekt bei Meta-Analysen herausarbeiten soll (vgl. Veroniki et al., 2015):

Mortalität   (HR = 1.240)   (95% CI = 1.090 to 1.410)

KHK   (HR = 1.143)   (95% CI = 1.002 to 1.729)

DM   (HR = 1.910)   (95% CI = 1.642 to 2.222)

Krebs   (HR = 1.130)   (95% CI = 1.053 to 1.213)

Zum Verständnis ist hierbei darauf zu achten, dass bei einem Wert von HR>1 eine hohe Sitzdauer als schädlich interpretiert wird. Die Werte von CI bestimmen die Breite der ausgewerteten Daten. Die Auswertung der vorliegenden Daten zeigt, dass die gemessenen Sitzzeiten bei allen Gruppen als schädlich eingestuft werden konnten. Jene vorgelegten Daten lassen zusammenfassen, dass eine hohe Sitzdauer mit gesundheitlichen Schäden einherging, unabhängig von der körperlichen Aktivität. Interessanterweise konnte in diesem Kontext festgestellt werden, dass die Sitzdauer mit einem 30% niedrigerem Mortalitätsrisiko bei höherer körperlicher Aktivität verbunden ist.

5.1.4 Zusammenfassung bezüglich Herz-Kreislauf-Erkrankungen

In den drei auserwählten Studien bezüglich Herz-Kreislauf-Erkrankungen wurden insgesamt 100 Studien mit über 4,5 Millionen Stichproben ausgewertet. Um diese Daten einordnen zu können wurden die gesammelten Daten der Stichproben hinsichtlich ihrer Gesundheitsrisiken übersichtlich dargestellt:

BMI	(n=12)	> (364583 Stichproben)
Krebs	(n=35)	> (2379837 Stichproben)
KHK	(n=28)	> (890988 Stichproben)
DM	(n=18)	> (130174 Stichproben)
Mortalität	(n=24)	> (1083325 Stichproben)

Die 100 Studien setzten sich wie folgt zusammen:

n=44	> Prospektive Kohortenstudien
n=31	> Prospektive Studien
n=12	> Fallstudien
n=10	> Querschnittstudien
n= 3	> unbekanntes Studiendesign

In allen drei Studien wurden die Risiken bezüglich Herz-Kreislauf-Erkrankungen auf das Sitzverhalten untersucht. Das Sitzverhalten wurde dafür ausschließlich auf dessen Dauer beschränkt. Zur Einordnung jener Zeit wurden allesamt Umfragen durchgeführt. Die Probanden mussten ihre Sitzdauer anhand eines Selbstberichts einordnen und bewerten. Hierzu sollten die Umfragen von Probanden im beruflichen sowie im privaten Kontext bewertet werden. In allen ausgewählten Studien konnten signifikante Zusammenhänge zwischen hohen Sitzzeiten und dem Risiko von Herz-Kreislauf-Erkrankungen festgestellt werden. Die Herz-Kreislauf-Erkrankungen wurden in Gruppen bezüglich Gesundheitsrisiken eingeteilt. Mortalität, Diabetes mellitus, koronare Herzerkrankungen, Body Mass Index und Krebs. Die stärksten Einflüsse hatten die hohen Sitzzeiten auf die Mortalität und auf den Diabetes mellitus. Zur Erkrankung Diabetes mellitus konnten in den Beobachtungen von van Uffelen (2010) eindeutige Auswirkungen festgestellt werden. Biswas (2015) stellte sogar den größten Effekt seiner Beobachtungen bei der Erkrankung Diabetes mellitus fest. Dunstan (2011) konnte bezüglich der Mortalität bei hoher Sitzdauer ein Mortalitätsrisiko von 48% beobachten. Weniger stark sind die Erkenntnisse bei koronaren Herzerkrankungen. In van Uffelens (2010) Recherchen konnten diesbezüglich keine klaren Zusammenhänge, jedoch klare Tendenzen, identifiziert werden. Diese Beobachtungen ließen sich in den Recherchen von Biswas (2015) bestätigen. Zu einem anderen Ergebnis kam Dunstan (2010) bei seinen Recherchen. Er konnte herausstellen, dass ein 125% Mortalitätsrisiko bezüglich Herz-Kreislauf-Erkrankungen bei hohen Sitzzeiten bestand. Hohe Sitzzeiten konnten hinsichtlich ihrer Auswirkungen auf den BMI keine eindeutigen

Ergebnisse liefern. Jedoch konnte in einer Studie aus dem systematischen Review von van Uffelen (2010) ein signifikanter Trend bezüglich Adipositas und langem Sitzen festgestellt werden. Für Krebserkrankungen ließen sich kaum Zusammenhänge zu hohen Sitzzeiten beobachten. Vereinzelt wurden Zusammenhänge sichtbar, vor allem bei Brustkrebserkrankungen. Jene Krebserkrankung hatte in diesem Zusammenhang ein höheres Risiko als bei Gebärmutterhalskrebs oder bei Darmkrebs.

Aus den vorhandenen Daten ist zu erkennen, dass signifikante Zusammenhänge zwischen hohen Sitzzeiten und Herz-Kreislauf-Erkrankungen bestehen.

5.2 Ergebnisse Muskel-Skelett-Erkrankungen

In diesem Kapitel werden drei auserwählte Studien bezüglich ihrer Zusammenhänge zwischen dem Sitzen im arbeitsbedingtem Kontext und Muskel-Skelett-Erkrankungen beschrieben.

5.2.1 Chen et al. 2009

Sedentary lifestyle as a risk factor for low back pain: a systematic review

Chen (2009) untersuchte wissenschaftliche Artikel bzw. Studien zur systematischen Überprüfung von Zusammenhängen zwischen dem Sitzverhalten und Rückenschmerzen. Die Fragestellung wurde mit einer umfangreichen Definition vom Sitzverhalten, einschließlich längerem Sitzen, sowohl im arbeitsbedingtem Kontext als auch im Kontext der Freizeit überprüft. Zur Klärung jener Fragestellung wurden die Datenbanken MEDLINE, EMBASE und Web of Science von 1998 bis 2006 analysiert. Weitere Datenbanken wurden unter Mithilfe der Schnittstelle von EBSCOhost durchsucht. Folgende Datenbanken wurden mit einbezogen: Academic Search Premier; AMED (Alternative Medicine); CINAHL; Clinical Pharmacology; Clinical Reference Systems; Health Source – Consumer Edition; Health Source – Nursing/Academic Edition; Pre-CINAHL; PsycARTICLES; Psychology and Behavioural Sciences Collection; PsycINFO und SPORT – Discus. In den genannten Datenbanken sollten Rückenschmerzen (LBP) gefiltert werden. Zur Einhaltung dieser festgelegten Einschlusskriterien wurden zwei Gutachter beauftragt. Diese unabhängigen Gutachter legten 24 Kriterien zur Auswahl von wissenschaftlichen Artikeln fest. Jene Artikel bzw. Studien wurden dann mit einer Gesamtpunktzahl skaliert. Die Gesamtpunktzahl wurde anschließend auf einen Prozentsatz standardisiert. Eine Studie wurde als „qualitativ hoch" eingestuft sobald der prozentuale Wert über 50% betrug. Heraus kam dabei, dass 15 Studien mit insgesamt ca. 15000 Stichproben jene Anforderungen und Kriterien erfüllten. Unter den ausgewählten Studien waren 10 Prospektive Studien und 5 Fallstudien. Neun von diesen Studien untersuchten das Sitzen im Kontext der Arbeit, fünf Studien im Kontext der Freizeit und drei Studien verglichen beide Kontexte miteinander. Bei 53% der auserwählten Studien wurde die Standardisierung als "qualitativ hoch" eingestuft. Jene hochklassifizierten Studien wiesen keine signifikanten Ergebnisse auf. Bis auf eine Studie. In jener Studie wurden Schulkinder untersucht und es konnten signifikante Zusammenhänge zwischen Rückenschmerzen und dem Sitzverhalten belegt werden (vgl. Sjolie, 2004). Alle anderen Studien konnten keine Zusammenhänge oder Auswirkungen feststellen. In einer Fallstudie konnten positive Tendenzen zu Verbindungen von längerem Sitzen mit Arbeit, mit Freizeit und mit Rückenschmerzen aufgezeigt werden, jedoch waren die Ergebnisse nicht signifikant (vgl. Nourbakhsh et al., 2001). Die Ergebnisse aus den Studien führen zu der Schlussfolgerung, dass das Sitzverhalten in jeglicher Hinsicht nicht mit Rückenschmerzen (LBP) in Verbindung gebracht werden kann.

5.2.2 Roffey et al. 2010

Causal assessment of occupational sitting and low back pain: results of a systematic review

Die Forscher um Roffey (2010) versuchten den kausalen Zusammenhang zwischen einer sitzenden Tätigkeit und Rückenschmerzen in der Lendenwirbelsäule, im Weiteren als LBP dargestellt, zu überprüfen. Hierzu wurden wissenschaftliche Artikel anhand von verschiedenen Kriterien ausgewertet und zu einem systematischen Review zusammengefasst. Die Auswahl von wissenschaftlichen Artikeln bzw. Studien konnten durch Zugriffe auf unterschiedliche Datenbanken recherchiert werden. Für die Literatursuche wurden die Datenbanken von MEDLINE (1966-2007), von EMBASE (1980-2007) und CINAHL (1982-2007) ausgewertet. Für die Kriterien mussten englische oder französische Texte mit LBP bezüglich beruflichem Sitzen gefunden werden. Ausgeschlossen wurden Begriffe wie Nackenschmerzen, Wirbelsäulenschmerzen oder unspezifische Rückenschmerzen. Somit konnte das Forschungsteam mit Hilfe von zwei Gutachtern unter Verwendung der Newcastle-Ottawa Skala 24 Studien mit 75103 Stichproben auswerten. Die vorhandenen Studien setzten sich aus 16 Querschnittsstudien, 5 prospektiven Studien und 3 Fallstudien zusammen. Wobei fünf Studien als qualitativ hoch und die restlichen als qualitativ niedrig eingestuft wurden. Davon wiederrum waren zwei Fallstudien und drei Prospektive Kohortenstudien. Die Studien berichteten über mögliche Verbindungen zwischen den untersuchten Variablen. Jene fünf Studien waren alle in der Lage die Sitzdauer zu beurteilen, jedoch stellten ihre gemessenen Zusammenhänge sich als nicht signifikant heraus. Das systematische Review von Roffey (2010) konnte somit keine kausalen Zusammenhänge zwischen beruflichen Sitzen und LBP auswerten. Jedoch bemängelten die Forscher die fehlenden Diskussionen in den untersuchten Studien in Bezug auf die biologische Plausibilität von kausalen Zusammenhängen zwischen dem Sitzen im arbeitsbedingtem Kontext und Rückenschmerzen (LBP).

5.2.3 Janwantanakul, Sitthipomvorakul & Paksaichol 2012

Risk Factors for the Onset of Nonspecific Low Back Pain in Office Workers: A Systematic Review of Prospective Cohort Studies

Janwantanakul, Sitthipomvorakul und Paksaichol (2012) analysierten die Studienlage zum Thema „frühzeitige Erkennung von Rückenschmerzen bei Büroangestellten". Das Ziel dabei war es, Risikofaktoren herauszufinden, die Auslöser von unspezifischen Rückenschmerzen (LBP) bei Büroangestellten sein könnten. Die Datenbanken von PubMed, CINAHL Plus with full text, ScienceDirect, PEDro, ProQuest und Scopus wurden von 1980 bis November 2011 durchsucht. Im Vordergrund standen dabei Prospektive Kohortenstudien. Selektiert wurden diese Studien durch verschiedene Einschlusskriterien. Die Studienpopulation sollte aus Büroangestellten oder aus Angestellten mit ähnlichen Tätigkeiten bestehen. Diese Probanden durften keinerlei Rückenschmerzen oder gar andere Erkrankungen aufweisen. Des Weiteren sollten experimentelle Untersuchungen ausgeschlossen werden, da sich das Forschungsteam vorher auf das Untersuchungsdesign der Prospektiven Kohortenstudien geeinigt hatte. Unspezifische Rückenschmerzen (LBP) ohne spezifische Erkrankungen wurden in den Studien als Ursache von Beschwerden bewertet. Zur Bewertung jener Studien analysierten zwei unabhängige Gutachter anhand einer Checkliste mit 21 Kriterien die Qualität der einzelnen Studien. Übrig geblieben sind 3 prospektive Kohortenstudien mit etwas mehr als 5500 Stichproben. In allen drei hochwertigen Studien wurden Fragebögen zur Bewertung der körperlichen Belastung während der Büroarbeit verwendet. In den vorliegenden Untersuchungen konnten keine Beweise zur Vorhersage von LBP durch den Arbeitsplatz bzw. durch die Arbeit ermittelt werden und somit konnten auch keine Risikofaktoren ausgemacht werden (vgl. Juul-Kristensen et al., 2004; Lapointe et al., 2009; Verbeek, 1999). Für die Risikofaktoren wurden dennoch deutliche Entwicklungen aufgezeigt. Einige wurden mit vorherigen Verletzungen und aktuellen Rückenschmerzen (LBP) assoziiert. Dies bedeutet, dass sobald Verletzungen oder vorherige Problematiken bezüglich Rückenschmerzen auftreten, weitere bzw. wiederkehrende Rückenschmerzen (LBP) aufkommen. Die Vorhersagen, dass das Alter, allgemeine Gesundheitsbeschwerden, die Einstellungen vom Bürostuhl, die Bildschirmhöhe des Computers oder die Arbeitsanforderungen Risikofaktoren für den Beginn von LBP sein könnten, wurden nicht bestätigt. Nach Überprüfung der vorliegenden Studien zur Verbindung von Risikofaktoren und dem Beginn von unspezifischen LBP bei Büroangestellten wurden keine eindeutigen

Risikofaktoren ausgemacht, die den Ausbruch von LBP während der Büroarbeit vorhersagen könnten.

5.2.4 Zusammenfassung bezüglich Muskel-Skelett-Erkrankungen

In den drei auserwählten Studien bezüglich Muskel-Skelett-Erkrankungen wurden insgesamt 42 Studien mit 95603 Stichproben ausgewertet. Alle gesammelten Stichproben untersuchten ausschließlich die Auswirkungen auf Rückenschmerzen (LBP). Jene 42 auserwählten Studien setzten sich wie folgt zusammen:

n=16   > Querschnittstudien Prospektive Kohortenstudien

n=15   > Prospektive Studien

n= 8   > Fallstudien

n= 3   > Prospektive Kohortenstudien

Alle drei Studien wurden auf Zusammenhänge zwischen Sitzverhalten und Muskel-Skelett-Erkrankungen untersucht. Hierzu wurden die Sitzzeiten überwiegend im beruflichen Kontext ausgewertet. Für die drei ausgewählten systematischen Reviews wurden zur Auswahl geeigneter Studien Bewertungsbögen von unabhängigen Gutachtern angelegt. Somit konnten die Qualitäten einzelner Studien geprüft werden. Wie zuvor schon erwähnt, wurden ausschließlich Auswirkungen vom Sitzverhalten bzw. von Sitzzeiten auf das sogenannte LBP untersucht. In allen drei Studien konnten keine signifikanten Ergebnisse beobachtet werden. Bei den Recherchen von Chen (2009) und Roffey (2010) konnten Tendenzen, die den Zusammenhang zwischen der Sitzdauer und LBP belegen sollten, festgestellt werden. Allerdings stellten sich jene Ergebnisse als nicht signifikant heraus. In einer Untersuchung bei Schulkindern ließen sich eindeutige und signifikante Zusammenhänge aufzeigen. Jedoch hat diese Untersuchung keine Bedeutung für die dieser Literaturarbeit zugrundeliegende Forschungsfrage, da jene Studie nicht den Einschlusskriterien entspricht (siehe Einschlusskriterien, Kapitel Methode). Dennoch ließen sich auch positive Entwicklungen und Tendenzen bezüglich der frühzeitigen Erkennung von Risikofaktoren bei Büroangestellten erkennen. Janwantanakul (2012) stellte bei seinen Beobachtungen fest, dass frühere Verletzungen oder Schmerzen im Rücken mit wiederkehrenden LBP verbunden waren.

Aus den vorhandenen Daten war zu erkennen, dass keine signifikanten Zusammenhänge zwischen beruflichen Sitzverhalten und Muskel-Skelett-Erkrankungen bestand. Dennoch konnten in allen untersuchten Studien positive Tendenzen für die erwähnten Zusammenhänge gefunden werden.

5.3 Schlussfolgerung

Aufgrund der vorangegangenen Ergebnisdarstellung kann Folgendes festgehalten werden:

Die Fragestellung hinsichtlich der Auswirkungen vom Sitzen im arbeitsbedingtem Kontext auf die Gesundheit konnte nur zum Teil eindeutig geklärt werden. Bezüglich der Herz-Kreislauf-Erkrankungen wurden deutliche Ergebnisse geliefert. Es konnten in den Recherchen von van Uffelen, Dunstan und Biswas signifikante Ergebnisse beobachtet werden, sowie deutliche Tendenzen aufgezeigt werden (vgl. van Uffelen et al, 2010; Dunstan et al., 2011; Biswas et al., 2015). Vor allem die Recherchen von van Uffelen (2010) konnten relevante Erkenntnisse hinsichtlich des beruflichen Sitzens beobachten. Im Gegensatz zu den Ergebnissen zu den Auswirkungen des Sitzens auf Herz-Kreislauf-Erkrankungen, welche relevant angesehen werden können, konnten die Auswirkungen des Sitzens auf Muskel-Skelett-Erkrankungen mit den Ergebnissen aus den gewählten Untersuchungen nicht bestätigt werden. Im Gegenteil, die Ergebnisse hierbei lassen keinerlei signifikante Zusammenhänge zu. Die Beobachtungen von Chen und Roffey ließen lediglich positive Tendenzen zwischen der Sitzdauer und dem LBP erkennen (vgl. Chen et al., 2009; Roffey et al., 2010).

Schwierig ist nun die Einordnung dieser unterschiedlichen Ergebnisse bzw. Erkenntnisse. Tendenziell ist zu erkennen, dass die Gesundheit im Ganzen negativ durch das Sitzverhalten am Arbeitsplatz oder in der Freizeit beeinflusst wird. Zu erkennen ist auch, dass die Länge der Sitzzeiten entscheidend für die Entstehung von Erkrankungen und deren Ausmaß ist. Abschließend lässt sich festhalten, dass Auswirkungen durch das Sitzen im arbeitsbedingtem Kontext auf die Gesundheit zusammengefasst werden konnten. Die Eindeutigkeit dieser Ergebnisse muss jedoch angezweifelt werden und in der nachfolgenden Diskussion kritisch hinterfragt und beleuchtet werden.

6 Diskussion

Das Ziel der vorliegenden Literaturarbeit war es, die Auswirkungen vom Sitzen während der Arbeit auf die Gesundheit, im Speziellen auf das Muskel-Skelett-System und das Herz-Kreislaufsystem, herauszustellen. Grundlegend hierfür waren die Auswertungen und Ergebnisse der ausgewählten Studien aus dem Kapitel „Ergebnis". Zur Klärung der zugrundeliegenden Forschungsfrage wurden überwiegend systematische Reviews sowie Meta-Analysen verwendet, welche Befragungen, Umfragen oder Beobachtungen enthielten. Ein systematisches Review sowie eine Meta-Analyse gibt einen Überblick hinsichtlich der zu untersuchenden Fragestellungen bzw. den Hypothesen. Durch große Datenansammlungen von Stichproben werden repräsentative Ergebnisse ermöglicht. Dafür müssen jedoch die Einschlusskriterien der jeweiligen Studien detailliert beschrieben werden. Im vorliegenden Fall wurden die Einschlusskriterien wie Stichprobengröße, die zu untersuchenden Variablen und Stichprobenart klar definiert und im Kapitel „Methodik" dargestellt. Im Hinblick auf die Anforderungen an die Stichprobengröße mit mindestens 5000 Probanden konnten Defizite ausgemacht werden. Die Annahme, dass hohe Stichprobengrößen einen „besseren" Überblick zur vorliegenden Fragestellung darstellen, kann durch die ausgewerteten Ergebnisse nicht bestätigt werden. Hierbei wäre eine Heterogenität zwischen den Untersuchungsmethoden jener Studien gegebenenfalls repräsentativer gewesen. In diesem Zusammenhang wurde ggf. nicht ausreichend berücksichtigt, detailliertere Angaben für das Untersuchungsdesign innerhalb der systematischen Reviews bzw. der Meta-Analysen festzulegen. Gerade im Hinblick auf die Sitzdauer hätten experimentelle bzw. objektiv gemessene Zeiten eventuell andere bzw. repräsentativere Ergebnisse geliefert. Die jeweiligen Schätzungen der Probanden in Bezug auf die Sitzzeiten verzerren die Ergebnisse (vgl. Biswas et al., 2015).

Zu der Thematik der Stichprobenart sind eindeutige Einschlusskriterien im Vorfeld festgelegt worden. In den Recherchen von Chen (2009), die einen Zusammenhang zwischen dem Sitzverhalten und den Rückenschmerzen herstellen sollten, wurden bei 3 von 15 Studien Schulkinder untersucht. Die Schulkinder entsprechen nicht den zuvor ausgearbeiteten Einschlusskriterien. Das systematische Review von Chen wurde dennoch ausgewählt, da andere Parameter wie Stichprobengrößen und die zu untersuchenden Variablen bzw. Kontexte bei den restlichen 12 Studien als qualitativ hoch eingestuft werden konnten (vgl. Chen et al., 2009).

Die gewonnenen Erkenntnisse aus den restlichen Studien repräsentieren trotz allem zuverlässige Daten sowie Ergebnisse. Alle nicht berücksichtigten Kriterien stellen die Validität der gewonnenen Erkenntnisse zwar nicht infrage, andererseits könnten signifikante Ergebnisse dadurch herabgesetzt oder gemindert werden.

Die Faktenlage aus der Literatur und der Forschung lässt hinsichtlich Herz-Kreislauf-Erkrankungen sowie Muskel-Skelett-Erkrankungen kausale Zusammenhänge zum Sitzverhalten erkennen. Diese Zusammenhänge werden vor allem im „Gegenwärtigen Forschungsstand" dargelegt. Die gewonnenen Ergebnisse aus den Studien bezüglich Herz-Kreislauf-Erkrankungen bestätigen jene Erkenntnisse der empirischen Studien von Saidj (2013) und Engelen (2017). Saidj konnte diesbezüglich signifikante Auswirkungen vom beruflichen Sitzen auf alle gemessenen metabolischen Parameter beobachten (Saidj et al. 2013). Unterstützt werden diese Erkenntnisse von Lagerstrom, der darauf verweist, dass für die Entwicklung und Erhaltung der körpereigenen Strukturen sowie Funktionen von Organen und Organsystemen die Bewegung unabdingbar ist (vgl. Lagerstrom, 2002b).

Die biologischen Zusammenhänge sowie die biomechanischen Wirkmechanismen in Bezug auf das Muskel-Skelett-System zur vorliegenden Forschungsfrage wurden eindeutig dargestellt. Schomacher stellte fest, dass Bewegungen wesentliche Bestandteile des osmotischen Systems darstellen und dadurch einen optimalen Nährstoffaustausch in den Bandscheiben gewährleisten (vgl. Schomacher, 2011). Ein weiterer Punkt hierbei ist gleichermaßen der intradiskale Druck. In Abbildungen 2 und 3 des vorangegangenen Kapitels „theoretischer Hintergrund" werden beide zuvor genannten Punkte in unterschiedlichen Sitzhaltungen dargestellt (Krämer et al., 2014, S. 352). Makhsous, dargestellt im Kapitel „gegenwärtiger Forschungsstand", unterstützt in seiner Untersuchung jene Theorien der biomechanischen Wirkmechanismen (vgl. Makhsous et al., 2009). Er konnte beobachten, dass das Sitzen mit reduzierter Ischias Unterstützung und verstärkter Lendenwirbelstütze zu einer reduzierten Last während des Sitzens an der Lendenwirbelsäule führte. Die Erkenntnisse aus dem „gegenwärtigen Forschungsstand" zu dieser Thematik lassen Zusammenhänge zwischen Sitzverhalten bzw. Sitzhaltungen und Muskel-Skelett-Erkrankungen während beruflichen Tätigkeiten erkennen. Insbesondere die Untersuchung von Gupta (2015) konnte eine hohe Sitzdauer mit vermehrten Rückenschmerzen verbinden (Gupta et al., 2015). Überraschenderweise sind diese Erkenntnisse vollkommen gegensätzlich zu den Erkenntnissen aus dem Kapitel „Ergebnis". Auffallend hierbei ist, dass alle Studien aus dem Forschungsstand experimentelle Untersuchungsmethoden aufweisen und die ausgewählten Studien aus dem Ergebnis Kapitel häufig Befragungen oder Umfragen sowie Beobachtungen beinhalten. Ein kausaler Zusammenhang kann nicht unmittelbar bestätigt werden, jedoch können experimentelle Untersuchungen zu objektiveren Ergebnissen führen. Ein Beispiel hierfür ist das Schmerzempfinden bei LBP. Janwantanakul, Sitthipomvorakul & Paksaichol kamen innerhalb ihrer Studie selbst zu der Erkenntnis, dass Menschen unterschiedliche somatische Wahrnehmungen haben, weswegen subjektive Messungen zu vermeiden sind (vgl. Janwantanakul, Sitthipomvorakul & Paksaichol, 2012). Das Syndrom LBP stellt im Bereich der Muskel-Skelett-Erkrankungen einen wesentlichen Faktor dar, welcher durch die Theorien von Schomacher und Krämer bekräftigt wird (vgl. Schomacher. 2011; Krämer et al., 2014). Als eine wesentliche zu überprüfende Variable hinsichtlich der Muskel-Skelett-Erkrankungen wurde daher ausschließlich dieses Syndrom im Rahmen der Arbeit untersucht.

Es hat sich in der Literaturarbeit herausgestellt, dass die Sitzdauer ein entscheidender Faktor zur Ermittlung von Gesundheitsschäden bzw. Erkrankungen darstellt. Jene Sitzdauer wird in nahezu allen auserwählten Studien durch Umfragen bzw. Selbstberichte eingeordnet und bewertet, die methodische Vorgehensweise wird demnach von subjektiven Empfindungen geleitet. Voraussetzung dafür ist ein adäquates Zeitgefühl von den jeweiligen Probanden, welches nachgeprüft werden sollte, aber wahrscheinlich nicht eindeutig belegt werden kann. Des Weiteren werden in diesen Untersuchungen die Sitzzeiten kategorisiert und lassen somit jegliche Individualität durch die Probanden vermissen. In welchen Kontexten das Sitzen untersucht wird, ist für die Auswirkungen hinsichtlich der vorliegenden Erkrankungen nicht relevant. Darauf deuten zumindest die Studien aus dem Kapitel „Ergebnis" hin.

Offene Fragen sind weiterhin, ob die Sitzdauer tatsächlich die wichtigste zu überprüfende Variable in diesem Kontext ist. Nicht betrachtet werden konnten die Zusammenhänge zwischen unterschiedlichen Sitzhaltungen und deren Auswirkungen auf die Gesundheit.

7 Fazit/Ausblick

Sitzen ist das neue Rauchen.

Die Erkenntnis, dass Rauchen gesundheitsschädlich ist und mit steigendem Konsum unweigerlich zu Erkrankungen führt, kann auch auf das Sitzen übertragen werden. Ausschlaggebend für jene Erkenntnis ist hierbei der Unterschied zwischen Gesundheit und Krankheit. Der Begriff der Gesundheit ist geprägt von Balance, Ausgeglichenheit und Gleichgewicht. Jene Begriffe beschreiben komplexe Situationen aus dem Leben. Störungen haben direkte Auswirkungen auf die Gesundheit und werden demnach gleichgesetzt mit dem Begriff der Krankheit. Das Sitzen am Arbeitsplatz über einen längeren Zeitraum und der daraus resultierende Bewegungsmangel stellen genau jene Störungen der Balance, Ausgeglichenheit und Gleichgewicht dar. Diese Auswirkungen konnten in den ausgewerteten Studien untermauert werden. Die Forschung konzentriert sich bisher auf die Dauer des Sitzens, wozu bereits deutliche Annahmen dargelegt werden können. Gerade im Bereich der Thematik von Herz-Kreislauf-Erkrankungen lassen sich Verbindungen zwischen Theorien und Forschungen darstellen. Jene Forschungen haben bewiesen, dass das Sitzen zum Teil verheerende Auswirkungen auf das Herz-Kreislauf-System hat. Gravierende Auswirkungen sind in diesem Zusammenhang der Diabetes mellitus, koronare Herzerkrankungen und vor allem die Mortalität. Gegensätzlich verläuft es sich bezüglich der Thematik von Muskel-Skelett-Erkrankungen. Die Theorien und Forschungen sind nicht übereinstimmend. Eine Ursache kann hierfür die oben erwähnte einseitige Forschung sein. Dem Einfluss des Faktors von Sitzhaltungen wird in diesem Zusammenhang weniger Bedeutung zugemessen. Untersuchungen von Sitzhaltungen und der muskulären Aktivität während des Sitzens bestätigen jedoch die Theorien um die biomechanischen Wirkmechanismen. Die Theorien von Krämer, Matussek & Theodoridis zeigen unterschiedliche intradiskale Druckwerte auf die Bandscheiben auf (vgl. Krämer et al., 2014). Diese gewonnenen Erkenntnisse könnten weitere Ansätze zur Forschung darstellen. Ob das gelingt, kann zunächst nicht bewiesen werden, jedoch lassen biologische Ansätze und deren Plausibilität klare Tendenzen bzw. Annahmen erkennen. Die Verknüpfung zwischen biologischen Plausibilitäten und den wissenschaftlichen Erkenntnissen ist für die zugrundeliegende Forschungsfrage unumgänglich.

Zudem sollten zukünftige Forschungen die Einflüsse vom Sitzen am Arbeitsplatz auf die psychische Gesundheit vermehrt untersuchen. Die Wissenschaft ist durch die zunehmend aufkommende Digitalisierung zwar hierfür bereits sensibilisiert, jedoch gibt es aktuell nicht genügend Forschungen zu diesem Themenbereich.

Eine Intervention gegen den bestehenden Trend des zunehmenden Bewegungsmangels oder des zunehmenden Sitzverhaltens und den daraus resultierenden Erkrankungen scheint unabdingbar zu sein. Präventionsmaßnahmen können unter Mithilfe von Interventionsmodellen am Arbeitsplatz durchgeführt werden. Mit § 20 SGB V hat der Gesetzgeber den Krankenkassen sowie den Arbeitgebern einen gesetzlichen Auftrag zur Förderung der Gesundheit am Arbeitsplatz erteilt (vgl. Wilke et al., 2007). Das betriebliche Gesundheitsmanagement stellt ein Interventionsmodell dar. Es umfasst die Handlungsfelder der betrieblichen Gesundheitsförderung, des Arbeits- und Gesundheitsschutzes und der betrieblichen Eingliederung (vgl. Wilke et al, 2007). Zu dessen Aufgabenfeldern zählen die Gestaltung von betrieblichen Strukturen und Prozessen, welche die Tätigkeiten am Arbeitsplatz gesundheitsförderlicher gestalten sollen. Geeignete Maßnahmen dafür sind unter anderem die arbeitsergonomischen Arbeitsplatzanalysen und die Entwicklung von dynamischen Arbeitsplätzen. Im Vordergrund stehen dabei Rahmenbedingungen, die es ermöglichen sitzende Tätigkeiten zu reduzieren, den Arbeitsplatz dynamischer zu gestalten oder eine aufrechte Sitzhaltung zu garantieren. Eines der Ziele sollte hierbei sein, dass beim Sitzen für eine Entlastung der Wirbelsäule, der Bänder und der Muskulatur gesorgt wird. White und Panjabi empfehlen deswegen „ein Winkel zwischen der Rückenlehne (Oberkörperlängsachse) und der Sitzfläche (Oberschenkelachse) von 120°..." (1990, zitiert nach Schomacher, 2011). Grundsätzliche Wirksamkeiten von dynamischen Arbeitsplätzen konnten in Laboruntersuchungen bereits festgestellt werden (Ellegast et al., 2018). Hierzu konnte beobachtet werden, dass es zu einer Förderung der körperlichen Aktivität kommt und demzufolge der Energieumsatz steigt. Die Veränderung der Sitzhaltung und die muskuläre Aktivität währenddessen wurden als positiv bezeichnet (Botter et al., 2014). In einer weiteren Untersuchung konnten die zuvor genannten Schlussfolgerungen bestätigt werden. Dabei wurden 264 Büroangestellte in einem 19-wöchigen Präventionsprogramm begleitet. Es wurden die Auswirkungen des Programms auf die mentale Gesundheit sowie auf die Arbeitsproduktivität untersucht. Es konnte festgestellt werden, dass das Interventionsprogramm positive Auswirkungen auf die mentale Gesundheit und die Arbeitsproduktivität aufweist (Puig-Ribera et al., 2015).

Jedoch sollte das Thema um den Begriff des Bewegungsmangels nicht ausschließlich im arbeitsbedingtem Kontext zu sehen sein. Mit steigender Digitalisierung lassen sich die Sitzzeiten sehr wahrscheinlich nicht verändern. Im Gegenteil, eine zukünftig steigende Entwicklung des Sitzens im Kontext der Arbeit scheint unumgänglich. Aufgrund dieser Entwicklung kommt dem Sitzverhalten in der Freizeit eine wesentlich höhere Bedeutung zu, Sitzzeiten sollten individuell reduziert und körperliche Aktivität gesteigert werden. „Darüber hinaus sollte aber auch häufiger darauf hingearbeitet werden, das Alltagsleben bewegungsaktiver zu gestalten" (Lagerstrom, 2002, S. 334).

8 Literaturverzeichnis

Ainsworth, B. E., Haskell, W. L., Whitt, M. C., Irwin, M. L., Swartz, A. M., Strath, S. J., O´Brien, W. L., Bassett JR., D. R., Schmitz, K. H., Emplaincourt, P. O., Jacobs JR., D. R. & Leon, A.S. (2000). Compendium of Physical Activities: an update of activity codes and MET intensities. *Medicine & Science in Sports & Exercise*, 32 (9), 498-516.

Andersen, U. O., Jensen, G., & CCHS Group. (2007). Decreasing population blood pressure is not mediated by changes in habitual physical activity. Results from 15 years of follow-up. *Blood pressure*, 16 (1), 28-35.

Bak, H., Christensen, J., Thomsen, B. L., Tjønneland, A., Overvad, K., Loft, S., & Raaschou-Nielsen, O. (2005). Physical activity and risk for lung cancer in a Danish cohort. *International Journal of Cancer*, 116 (3), 439-444.

Biswas, A., Oh, P. I., Faulkner, G. E., Bajaj, R. R., Silver, M. A., Mitchell, M. S., & Alter, D. A. (2015). Sedentary Time and Its Association With Risk for Disease Incidence, Mortality,andHospitalization in Adults: A Systematic Review and Meta-analysis. *Annals of Internal Medicine*, 162 (2), 123-132.

Blättner, B. & Waller, H. (2018). Gesundheitswissenschaft: Eine Einführung in Grundlagen, Theorie und Anwendungen (6. überarbeitete Aufl.). Stuttgart: Kohlhammer.

Botter, J., Burford, E.-M., Commissaris, D., Könemann, R., Hiemstra-van Mastrigt, S., Douwer, M., Weber, B. & Ellegast, R. P. (2014). IFA Report 4/2014. Untersuchung von dynamischen Arbeitsplätzen. Zugriff am 20. September 2018 unter http://publikationen.dguv.de/dguv/pdf/10002/0414rep.pdf

Brusis, O. A. (2002). Risikofaktoren der koronaren Herzkrankheit. In O. A. Brusis, & M. Matlik &. M. Unverdorben (Hrsg.), Handbuch der Herzgruppenbetreuung (6., überarbeitete und erweiterte Aufl.) (S. 39-52). Balingen: Splitta.

BSA Akademie (2018). Lehrbrief Kursleiter/in Gesundheit. Zugriff am 08. August 2018 unter https://www.bsa-akademie.de/fileadmin/bsa-akademie/downloads/bsp_lehrgangsmaterial/gruppentraining/auszug_lb_klge.pdf

Burns, J., Forde, C., & Dockrell, S. (2017). Energy Expenditure of Standing Compared to Sitting While Conducting Office Tasks. *Human Factors and Ergonomics Society*, 59 (7), 1078-1087.

Chen, S. M., Liu, M. F., Cook, J., Bass, S., & Lo, S. K. (2009). Sedentary lifestyle as a risk factor for low back pain: a systematic review. *Int Arch Occup Environ Health*, 82 (7), 797-806.

DAK-Gesundheit. (2010). DAK-Gesundheitsreport 2010. Zugriff am 08. August 2018 unter https://www.dak.de/dak/download/vollstaendiger-bundesweiter-gesundheitsreport-2010-1319238.pdf

Dunstan, D. W., Thorp, A. A., & Healy, G. N. (2011). Prolonged sitting: is it a distinct coronary heart disease risk factor? *Current Opinion in Cardiology*, 26 (5), 412-419.

Engelen, L., Gale, J., Chau, J. Y, Hardy, L. L., Mackey, M., Johnson, N., Shirley, D. & Bauman, A. (2017). Who is at risk of chronic disease? Associations between risk profiles of physical activity, sitting and cardio-metabolic disease in Australian adults. *Australien and New Zealand Journal of Public Health*, 41 (2), 178-183.

Ellegast, R., Heinrich, A., Schäfer, A., Schellewald, V., Wasserkampf, A. & Kleinert, J. (2018). IFA Report 3/2018. Active Workplace: Physiologische und psychologische Bedingungen sowie Effekte dynamischer Arbeitsstationen. Zugriff am 20. September 2018 unter http://publikationen.dguv.de/dguv/pdf/10002/rep0318.pdf

Eisenacher-Abelein, I. (2018). IFA Report 3/2018. Active Workplace: Physiologische und psychologische Bedingungen sowie Effekte dynamischer Arbeitsstationen. Zugriff am 20. September 2018 unter http://publikationen.dguv.de/dguv/pdf/10002/rep0318.pdf

Froböse, I. & Wallmann-Sperlich, B. (2016). Der DKV-Report "Wie gesund lebt Deutschland?" 2016. Köln: Zentrum für Gesundheit durch Sport und Bewegung der Deutschen Sporthochschule Köln.

Gupta, N., Christiansen, C. S., Hallman, D. M., Korshøj, M., Carneiro, I. G. & Holtermann, A. (2015) Is Objectively Measured Sitting Time Associated with Low Back Pain? A Cross-Sectional Investigation in the NOMAD study. *PLoS ONE*, 10 (3). https://doi.org/10.1371/journal.pone.0121159

Hu, F. B., Li, T. Y., Colditz, G. A., Willett, W. C., & Manson, J. E. (2003a). Television Watching and Other Sedentary Behaviors in Relation to Risk of Obesity and Type 2 Diabetes Mellitus in Women. *JAMA*, 289 (14), 1785-1791.

Hu, G., Eriksson, J., Barengo, N. C., Lakka, T. A., Valle, T. T., Nissinen, A., Jousilahti, P. & Tuomilehto, J. (2004). Occupational, commuting, and leisure-time physical activity in relation to total and cardiovascular mortality among Finnish subjects with type 2 diabetes. *Circulation*, 110 (6), 666-673.

Hu, G., Qiao, Q., Silventoinen, K., Eriksson, J. G., Jousilahti, P., Lindström, J., Valle, T. T., Nissinen, A. & Tuomilehto, J. (2003b). Occupational, commuting, and leisure-time physical activity in relation to risk for type 2 diabetes in middle-aged Finnish men and women. *Diabetologia*, 46 (3), 322-329.

Hurrelmann, K. (1999). Gesundheitswissenschaften. Heidelberg: Springer.

Janwantanakul, P., Sitthipornvorakul, E., & Paksaichol, A. (2012). Risk Factors for the Onset of Nonspecific Low Back Pain in Office Workers: A Systematic Review of Prospective Cohort Studies. *Journal of Manipulative and Physiologival Therapeutics*, 35 (7), 568-577.

Juul-Kristensen, B., Søgaard, K., Støyer, J., & Jensen, C. (2004). Computer users' risk factors for developing shoulder, elbow and back symptoms. *Scandinavian Journal of Work, Environment & Health*, 30 (5), 390-398.

Katzmarzyk, P. T., Church, T. S., Craig, C. L., & Bouchard, C. (2009). Sitting time and mortality from all causes, cardiovascular disease, and cancer. *Medicine & Science in Sports & Exercise*, 41 (5), 998-1005.

Knieps, F. & Pfaff, H. (2015). BKK Gesundheitsreport 2015. Langzeiterkrankungen. Zugriff am 08. August 2018 unter https://www.bkk-dachverband.de/fileadmin/publikationen/gesundheitsreport_2015/BKK_Gesundheitsreport_2015.pdf

Knieps, F. & Pfaff, H. (2017). BKK Gesundheitsreport 2017. Digitale Arbeit - Digitale Gesundheit. Zugriff am 08. August 2018 unter https://www.bkk-dachverband.de/publikationen/bkk-gesundheitsreport/

Krämer, R., Matussek, J. &. Theodoridis, T. (2014). Bandscheibenbedingte Erkrankungen (6. überarbeitete und aktualisierte Aufl.). Stuttgart: Thieme.

Kristal-Boneh, E., Harari, G., Weinstein, Y., & Green, M. S. (1995). Factors affecting differences in supine, sitting, and standing heart rate: the Israeli CORDIS Study. *Aviation, space, and environmental medicine*, 66 (8), 775-779.

Kröger, C. B. & Lohmann, B. (2007). Tabakkonsum und Tabakabhängigkeit. Göttingen: Hogrefe.

Lagerstrom, D. (2002a). Sport und Bewegung in Alltag, Beruf und Freizeit. In O. A. Brusis, & M. Matlik &. M. Unverdorben (Hrsg.), Handbuch der Herzgruppenbetreuung (6., überarbeitete und erweiterte Aufl.) (S. 332-344). Balingen: Splitta.

Lagerstrom, D. (2002b). Bewegung und Sport in der Herzsportgruppe. In O. A. Brusis, & M. Matlik &. M. Unverdorben (Hrsg.), Handbuch der Herzgruppenbetreuung (6., überarbeitete und erweiterte Aufl.) (S. 192-218). Balingen: Splitta.

Lapointe, J., Dionne, C. E., Brisson, C., & Montreuil, S. (2009). Interaction between postural risk factors and job strain on self-reported musculoskeletal symptoms among users of video display units: a three-year prospective study. *Scandinavian Journal of Work, Environment & Health*, 35 (2), 134-144.

Larsson, I., Lissner, L., Näslund, I., & Lindroos, A. K. (2004). Leisure and occupational physical activity in relation to body mass index in men and women. *Scandinavian Journal of Nutrition*, 48 (4), 165-172.

Levi, F., Pasche, C., Lucchini, F., & La Vecchia, C. (1999a). Occupational and leisure time physical activity and the risk of breast cancer. *European Journal of Cancer*, 35 (5), 775-778.

Levi, F., Pasche, C., Lucchini, F., Tavani, A., & La, C. V. (1999b). Occupational and leisure-time physical activity and the risk of colorectal cancer. *European journal of cancer prevention: the official journal of the European Cancer Prevention Organisation (ECP)*, 8 (6), 487-493.

Libguides (2018). What does PICO Stand For. Zugriff am 28. August 2018 unter http://libguides.reynolds.edu/c.php?g=143700&p=938555

Lichtenstein, A. H., Yetley, E. A., & Lau, J. (2009). Application of Systematic Review Methodology to the Field of Nutrition: Nutritional Research Series, Vol. 1.

Makhsous, M., Lin, F., Bankard, J., Hendrix, R. W., Hepler, M., & Press, J. (2009). Biomechanical effects of sitting with adjustable ischial and lumbar support on occupational low back pain: evaluation of sitting load and back muscle activity. BMC musculoskeletal disorders, 10 (1). https://doi.org/10.1186/1471-2474-10-17

Marschall, J., Hildebrandt, S., Sydow, H. & Nolting, H.-D. (2017). DAK-Gesundheitsreport 2017. Zugriff am 08. August 2018 unter https://www.dak.de/dak/download/gesundheitsreport-2017-1885298.pdf

Marschall, J., Hildebrandt, S. Zich, K., Tisch, T., Sörensen, J. & Nolting, H.-D. (2018). DAK-Gesundheitsreport 2018. Zugriff am 08. August 2018 unter https://www.dak.de/dak/download/gesundheitsreport-2018-1970840.pdf

Nourbakhsh, M. R., Moussavi, S. J., & Salavati, M. (2001). Effects of lifestyle and work-related physical activity on the degree of lumbar lordosis and chronic low back pain in a Middle East population. *Clinical Spine Surgery*, 14 (4), 283-292.

Pan, S. Y., Ugnat, A. M., & Mao, Y. (2005). Physical activity and the risk of ovarian cancer: A case-control study in Canada. *International Journal of Cancer*, 117 (2), 300-307.

Patel, A. V., Bernstein, L., Deka, A., Feigelson, H. S., Campbell, P. T., Gapstur, S. M., Colditz, G. A. & Thun, M. J. (2010). Leisure time spent sitting in relation to total mortality in a prospective cohort of US adults. *American Journal of Epidemiology*, 172 (4), 419-429.

Petzold, T. (2011). Praxisbuch Salutogenese: Warum Gesundheit ansteckend ist. München: Südwest.

Picavet, H. S. J., Pas, L. W., Van Oostrom, S. H., Van Der Ploeg, H. P., Verschuren, W. M., & Proper, K. I. (2016). The Relation between Occupational Sitting and Mental, Cardiometabolic, and Musculoskeletal Health over a Period of 15 Years – The Doetinchem Cohort Study. PLoS One, 11 (1). https://doi.org/10.1371/journal.pone.0146639

Puig-Ribera, A., Martínez-Lemos, I., Giné-Garriga, M., González-Suárez, Á. M., Bort-Roig, J., Fortuño, J., Munoz-Ortiz, L., McKenna, J. & Gilson, N. D. (2015). Self-reported sitting time and physical activity: interactive associations with mental well-being and productivity in office employees. BMC Public Health, 15 (1). https://doi.org/10.1186/s12889-015-1447-5

Roffey, D. M., Wai, E. K., Bishop, P., Kwon, B. K., & Dagenais, S. (2010). Causal assessment of occupational sitting and low back pain: results of a systematic review. *The Spine Journal*, 10 (3), 252-261.

Rosenman, R. H., Bawol, R. D., & Oscherwitz, M. (1977). A 4-year prospective study of the relationship of different habitual vocational physical activity to risk and incidence of ischemic heart disease in volunteer male federal employees. *Annals of the New York Academy of Sciences*, 301 (1), 627-641.

Saidj, M., Jørgensen, T., Jacobsen, R. K., Linneberg, A., & Aadahl, M. (2013). Separate and Joint Associations of Occupational and Leisure-Time Sitting with Cardio-Metabolic Risk Factors in Working Adults: A Cross-Sectional Study. PLoS One, 8 (8). https://doi.org/10.1371/journal.pone.0070213

Sargeant, L. A., Wareham, N. J., & Khaw, K. T. (2000). Family history of diabetes identifies a group at increased risk for the metabolic consequences of obesity and physical inactivity in EPIC-Norfolk: a population-based study. *International Journal of Obesity*, 24(10), 1333-1339.

Schnur, E. (2013). Umsetzung der D-A-C-H Referenzwerte in die Gemeinschaftsverpflegung. Zugriff am 28. August 2018 unter https://www.dge.de/fileadmin/public/doc/gv/GV-Umsetzung-Referenzwerte-QST-2013.pdf

Schoberth, H. (1989). Orthopädie des Sitzens. Berlin, Heidelberg: Springer.

Schomacher, J. (2011). Biomechanik der Körperstrukturen. In A. Hüter-Becker & M. Dölken (Hrsg.), Biomechanik, Bewegungslehre, Leistungsphysiologie, Trainingslehre (2. Aufl.) (S. 67-128). Stuttgart: Thieme.

Schoppmeyer, M.-A. (2011). Gesundheits- und Krankheitslehre: für Pflege- und Gesundheitsfachberufe (2. Aufl.). München: Elsevier.

Sjolie, A. N. (2004). Persistence and change in nonspecific low back pain among adolescents: a 3-year prospective study. *Spine*, 29 (21), 2452-2457.

Stamatakis, E., Hamer, M., & Dunstan, D. W. (2011). Screen-based entertainment time, all-cause mortality, and cardiovascular events: population-based study with ongoing mortality and hospital events follow-up. *Journal of the American College of Cardiology*, 57 (3), 292-299.

Starrett, K., Cordoza, G. & Starrett, J. &. (2017). Sitzen ist das neue Rauchen (2. Aufl.). Müchen: Riva.

Statista. (2018). Durchschnittlicher Krankenstand in der gesetzlichen Krankenversicherung (GKV) in den Jahren 1991 bis 2018. Zugriff am 20. September 2018 unter https://de.statista.com/statistik/daten/studie/5520/umfrage/durchschnittlicher-krankenstand-in-der-gkv-seit-1991/

Steindorf, K., Friedenreich, C., Linseisen, J., Rohrmann, S., Rundle, A., Veglia, F., Vineis, P., Johnsen, N. F., Tjonneland, A., Overvad, K., Raaschou-Nielsen, O., Clavel-Chapelon, F., Boutron-Ruault, M.-C., Schulz, M., Boeing, H., Trichopoulou, A., Kalapothaki, V., Koliva, M., Krogh, V., Palli, D., Tumino, R., Panico, S., Monninkhof, E., Peeters, P. H., Boshuizen, H. C., Bueno-de-Mesquita, H. B., Chirlaque, M. D., Agudo, A., Larranaga, N., Quiros, J. R., Martinez, C., Barricarte, A., Janzon, L., Berglund, G., Bingham, S., Khaw, K.-T., Key, T. J., Norat, T., Jenab, M., Cust, A. & Riboli, E. (2006). Physical activity and lung cancer risk in the European Prospective Investigation into Cancer and Nutrition Cohort. *International Journal of Cancer*, 119 (10), 2389-2397.

Thune, I., Brenn, T., Lund, E., & Gaard, M. (1997). Physical activity and the risk of breast cancer. *New England Journal of Medicine*, 336 (18), 1269-1275.

Tran, B., Falster, M. O., Douglas, K., Blyth, F., & Jorm, L. R. (2014). Health behaviours and potentially preventable hospitalisation: a prospective study of older Australian adults. PloS ONE, 9 (4), https://doi.org/10.1371/journal.pone.0093111

van Uffelen, J. G. Z., Wong, J., Chau, J. Y., van der Ploeg, H. P., Riphagen, I., Gilson, N. D., Burton, N. W., Healy, G. N., Thorp, A. A., Clark, B. K., Gardiner, P. A., Dunstan, D. W., Bauman, A., Owen, N. & Brown, W. J. (2010). Occupational Sitting and Health Risks: A Systematic Review. *American Journal of Preventive Medicine*, 39 (4), 379-388.

Verbeek, J. H. (1999). Psychosocial factors at work and back pain: a prospective study in office workers. *International Journal of Occupational Medicine and Environmental Health*, 12 (1), 29-39.

Veroniki, A.A., Jackson, D., Viechtbauer, W., Bender, R., Knapp, G., Kuss, O. & Langan, D. (2015). Recommendations for quantifying uncertainty in the summary intervention effect and estimating between-study heterogeneity variance in random-effects meta-analysis. *Cochrane database of systematic reviews*, 25 (13), 25-27.

Wilke, C.; Biallas, B. & Froboese, I. (2007). Gesundheitsförderung am Arbeitsplatz - Ansätze und Leitlinien. In H. Deimel, G. Huber, K. Pfeifer & K. Schüle (Hrsg.). Neue Aktive Wege in Prävention und Rehabilitation (S. 25-42). Köln: Deutscher Ärzte - Verlag.

Zhang, M., Xie, X., Lee, A. H., & Binns, C. W. (2004). Sedentary behaviours and epithelial ovarian cancer risk. *Cancer Causes & Control*, 15 (1), 83-89.

BEI GRIN MACHT SICH IHR WISSEN BEZAHLT

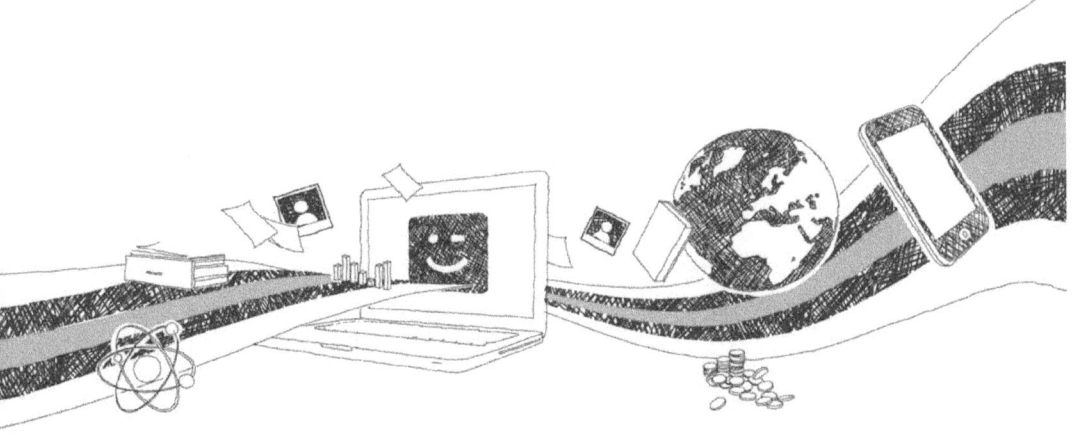

- Wir veröffentlichen Ihre Hausarbeit, Bachelor- und Masterarbeit

- Ihr eigenes eBook und Buch - weltweit in allen wichtigen Shops

- Verdienen Sie an jedem Verkauf

Jetzt bei www.GRIN.com hochladen und kostenlos publizieren

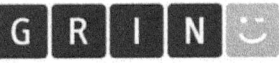

Ingram Content Group UK Ltd.
Milton Keynes UK
UKHW010721130623
423368UK00004B/48